LEÇONS PRATIQUES

DE

THÉRAPEUTIQUE OCULAIRE

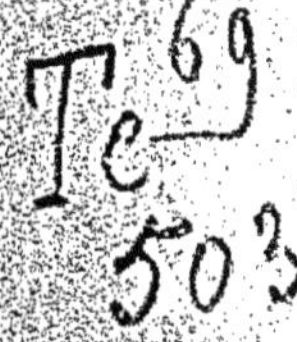

LEÇONS PRATIQUES

DE

THÉRAPEUTIQUE OCULAIRE

FAITES A LA

CLINIQUE NATIONALE DES QUINZE-VINGTS

PAR

Le Docteur A. TROUSSEAU

MÉDECIN DE LA CLINIQUE

Recueillies par L. DAGUILLON, aide de clinique

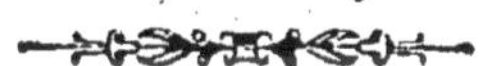

PARIS

OLLIER-HENRY, LIBRAIRE-ÉDITEUR

RUE DE L'ÉCOLE DE MÉDECINE, 11 & 13

1889

AU LECTEUR

En quelques leçons j'ai essayé de fixer le traitement des affections oculaires les plus fréquentes, de celles que tous ont à soigner dans la pratique. Rejetant toute vue théorique, tout détail inutile, tentant de classer les maladies en vue d'une thérapeutique spéciale à chacune de leurs variétés, j'ai surtout visé à la clarté et à la simplicité.

Septembre 1889

A. TROUSSEAU

PREMIÈRE LEÇON

Notions générales

Avant d'aborder l'étude du traitement particulier à chaque affection oculaire, je veux vous fournir quelques notions générales. J'espère ainsi éviter de fastidieuses redites et vous mettre à même d'appliquer utilement les divers agents thérapeutiques que j'aurai à vous recommander dans le cours de ces conférences.

Quelle que soit l'affection du segment antérieur du globe oculaire que vous ayez à traiter, vous devez indiquer au malade :

1° Un traitement local, le plus important;

2° Un traitement général;

3° Quelques précautions hygiéniques.

1° *Traitement local.*

Je ne parlerai que des moyens locaux le plus souvent usités, compresses et lavages, collyres ou pommades, cautérisations. J'ajouterai quelques mots sur l'antisepsie oculaire.

A. — Compresses et lavages. — Les compresses ont pour but tout en assurant l'antisepsie ou au moins la propreté rigoureuse de l'organe, de modifier ses conditions de vascularisation, de température.

Elles ont une action plus régulière et plus persistante que les simples lavages ; elles peuvent être employées isolément ou concurremment avec les irrigations.

Quand l'œil, ou plutôt quand ses annexes ne laissent échapper aucune sécrétion, et qu'il n'y a qu'à régler une circulation locale, la compresse seule sera prescrite. La présence du muco-pus, du pus véritable, obligera à y joindre les lavages.

Vous serez souvent embarrassés pour indiquer exactement le degré de température qui convient aux liquides que vous recommanderez.

Rappelez-vous que le froid (0°, 10° à 14°,) réussit dans les affections conjonctivales, tandis que la chaleur (37° à 38°,) convient dans les affections palpébrales et cornéennes.

Quel sera le mode d'application des compresses ? Si elles doivent être *froides*, versez la solution dans un bol (qui contiendra quelques fragments de glace, si la température de 0° est réclamée) ; prenez deux morceaux de toile fine un peu usée que vous pliez en quatre ou en six de façon à former de petites pièces de 5 à 7 centimètres carrés environ, trempez l'un dans le bol, et l'y laissez pendant que l'autre, préalablement bien imbibé, sera appliqué sur l'œil demi-ouvert, le malade étant couché sur un lit, sur un canapé ou la tête renversée en arrière dans un fauteuil. Sitôt que la compresse en usage commence à s'échauffer et à sécher, c'est-à-dire ordinairement au bout de deux ou trois minutes, remplacez-la par celle qui est restée dans le bol, et remettez la première dans le liquide. En alternant ainsi, vous aurez une température constante et un degré d'humidité satisfaisant, surtout si vous avez soin de ne pas recouvrir le linge de taffetas gommé, ce qui empêcherait une évaporation régulière. S'il existe une sécrétion suffisante pour souiller la toile, chaque morceau sali devra être jeté au lieu d'être replacé dans le bol; l'application des compresses à moins d'indications particulières doit être faite quatre à cinq fois par jour pendant un quart d'heure chaque fois. Afin d'habituer de nouveau l'œil à la température ambiante et de ménager une transition, après chaque opération vous laissez en place la dernière compresse jusqu'à ce que l'équilibre thermique soit atteint.

Si les compresses doivent être *chaudes*, vous agirez comme précédemment, mais vous porterez votre solution à 38° au moyen du bain-marie, et vous maintiendrez sur l'œil à l'aide d'un bandeau les linges recouverts de taffetas gommé. La nuit un léger tampon d'ouate hydrophile, d'une application plus simple, remplacera les compresses chaudes.

Pour éviter que les solutions employées irritent la peau des paupières et des régions voisines, vous enduirez celles-ci de vaseline ou de glycérine neutre de Price.

Les liquides en usage il y a quelques années étaient l'eau de guimauve, de plantain, de laitue, l'eau de rose, etc.... Aujourd'hui vous devrez vous servir, à moins d'indication d'un topique particulier, d'une solution antiseptique spécialement d'eau boriquée à 4 pour 100.

Lorsque vous devez pratiquer un *lavage oculaire*, faites renverser en arrière la tête du patient, inclinez-la du côté malade, écartez les deux paupières avec le pouce et l'index de la main gauche et faites couler entre elles, au niveau de l'angle interne un long filet de liquide obtenu en pressant de la main droite un tampon d'ouate hydrophile largement imbibé par la solution ; le liquide après avoir balayé le globe oculaire s'écoulera par l'angle externe et pourra être reçu dans un vase approprié.

B. — Collyres. — Les collyres doivent être conservés dans de petits flacons de 10 grammes, afin qu'il n'en soit pas fait une trop grande provision et d'éviter ainsi leur altération.

Le flacon sera bouché à l'émeri par un compte-gouttes à demeure qui assure une fermeture hermétique, une asepsie rigoureuse et se trouve ainsi toujours à la portée de l'opérateur.

Chaque fois que vous vous serez servi d'un compte-gouttes, vous le laverez avec une solution chaude antiseptique.

Pour instiller un collyre faites renverser en arrière la tête du malade, ectropionnez légèrement la paupière inférieure, et laissez tomber la goutte dans le cul-de-sac. Si le malade résiste et si vous avez quelque difficulté à vaincre le spasme qu'il vous oppose, bornez-vous à placer dans l'angle interne le liquide qui, si vous maintenez la tête renversée, ne tardera pas à pénétrer dans l'œil, le patient abandonné à lui-même cherchant naturellement à entr'ouvrir les paupières.

Comme collyres vous n'emploierez que les mydriatiques (atropine, duboisine, cocaïne, etc.) et les myotiques (ésérine, pilocarpine), à la dose de 5 à 10 centigrammes de substance active pour 10 grammes d'eau. Voici les principaux sels que vous devez préférer : sulfate neutre d'atropine et de duboisine, chlorhydrate de cocaïne, salycilate d'ésérine, nitrate de pilocarpine. Tous ces collyres s'altèrent aisément ; vous éviterez cet inconvénient en les faisant préparer avec de l'eau bouillie et en y ajoutant 1 milligramme de sublimé.

Pour amener l'*anesthésie* de l'œil on se sert du collyre au chlorhydrate de cocaïne à la dose de 0,50 centigrammes pour 10 grammes. Il suffit d'en mettre 2 à 3 gouttes, directement sur la cornée, pour obtenir au bout de 3 à 5 minutes, le résultat souhaité.

N'ordonnez jamais de collyres métalliques (sulfate de zinc, de cuivre, sous-acétate de plomb, nitrate d'argent, etc.), dont les inconvénients dépassent les faibles avantages que certains leur attribuent.

Les liquides astringents (sulfate de zinc etc.), ne doivent être ordonnés qu'en compresses ; les liquides caustiques (nitrate d'argent, p. ex.), ne doivent être appliqués qu'avec un pinceau directement sur la muqueuse conjonctivale.

C.— Pommades. — Les pommades peuvent être mises dans l'œil comme collyres, comme irritants, comme topiques ou antiseptiques.

Comme *collyres*, elles seront formées des alcaloïdes mydriatiques ou myotiques, incorporés à la vaseline aux mêmes doses que les collyres aqueux.

Comme *irritants*, on emploie des pommades mercurielles, calomel, bioxide d'hydrargire à la dose de 0 gr. 10 à 1 gramme pour 10 grammes de vaseline.

Comme *topiques* on se sert de pommades phéniquée, boriquée, iodoformée à la dose de 1 gramme de substance active pour 10 grammes d'excipient.

Pour appliquer une pommade, on écarte les

paupières avec le pouce et l'index de la main gauche, on introduit entre elles un pinceau chargé de la matière médicamenteuse, sans craindre de blesser l'œil, puis on abandonne les voiles palpébraux qui, se fermant spontanément, expriment le pinceau et retiennent la pommade.

D. — Cautérisations. — Je veux seulement parler ici des cautérisations que vous serez obligés de pratiquer pour le traitement des conjonctivites graves (purulente, granuleuse). Je suis partisan résolu de l'emploi des solutions caustiques, étendues au pinceau sur la muqueuse, je les crois préférables aux crayons et surtout aux collyres.

Pour agir utilement, le pinceau blaireau chargé de liquide et légèrement exprimé, doit être promené sur la muqueuse palpébrale sans timidité et atteindre les culs-de-sac bien développés.

Vous devez donc être à même de retourner convenablement les paupières du patient.

Permettez-moi d'insister sur cette petite manœuvre. Avant de la tenter il sera bon d'essuyer les paupières et de débarrasser les cils du pus qui peut s'y être attaché ; ainsi les doigts auront plus de prise et ne glisseront pas. *Pour retourner la paupière supérieure*, on saisira d'une main les cils ou même le bord libre de l'organe, on l'abaissera légèrement en l'attirant en avant, pendant que de l'autre main on appuiera le manche d'un stylet ou d'un pinceau sur le sillon orbito-palpébral ; on n'aura plus qu'à faire basculer la paupière. *Pour retourner la paupière inférieure* on placera l'extrémité de la pulpe de l'index, le plus près possible du bord ciliaire qu'on abaissera légèrement en enfonçant doucement cette extrémité entre le globe oculaire et le rebord orbitaire. Les deux paupières peuvent êtres maintenues retournées simultanément au moyen de l'index et du pouce gauches appuyés sur la face conjonctivale des bords ciliaires supérieur et inférieur. Dans cette situation la main droite est libre et prête à saisir le pinceau.

E. — *Antisepsie*. — Les agents les plus souvent employés pour la réaliser sont : les solutions d'acide phénique, à 1 pour 100, d'acide borique à 4 pour 100, de sublimé à 1 pour 2.000.

L'eau phéniquée est souvent irritante pour l'œil et dans les cas où vous ne tiendrez pas à une action particulière, je vous engage à toujours lui préférer la solution boriquée parfaitement tolérée.

Le pouvoir microbicide de ces deux liquides est bien inférieur à celui du sublimé qui, à la dose que je vous recommande ici, est aussi actif que possible et ne se montre jamais irritant si on a soin de ne pas alcooliser et de bien filtrer la solution.

En cas de perte de substance (traumatisme, ulcération, plaies, opérations portant sur le globe oculaire) vous composerez un excellent *pansement antiseptique* avec :

1° Une rondelle de lint boraté ou salycilé ou préparé au sublimé, trempée dans une solution antiseptique et appliquée directement sur l'œil.

2° Un morceau de gutta-percha laminé ou

de taffetas gommé dépassant la rondelle et destiné à empêcher l'évaporation;

3° Un tampon d'ouate hydrophile ou boriquée ou salycilée.

4° Une bande de tarlatane mouillée ou de tricot spécial.

2° *Traitement général*

Il va sans dire qu'il variera avec la cause de l'affection que vous aurez à traiter.

Aux enfants lymphatiques vous donnerez l'huile de foie de morue, les préparations iodées, etc.; vous recommanderez les bains salés chauds pris à domicile ou mieux le séjour à la mer ou à Salies de Béarn.

Je n'insiste pas sur le traitement général applicable aux affections d'origine rhumatismale, syphilitique, etc... Rappelez-vous seulement la nécessité de soutenir vos médications locales.

Quand l'affection oculaire revêtira un caractère douloureux, vous vous servirez avec avantage du sulfate de quinine, de l'antipyrine, du chloral, des injections de morphine, d'application de sangsues à la tempe ou à l'apophyse mastoïde, de frictions belladonnées, faites au pourtour de l'orbite.

Que vous dirais-je des bains de pied, sinapismes, sétons, ventouses, vésicatoires, etc... Je suis à l'égard de ces divers moyens d'un septicisme complet.

Les purgatifs sont en général sans grande action sur les affections oculaires, mais vu leur innocuité et quelques avantages restreints vous permettrez au patient leur emploi qu'il réclame fréquemment.

3° *Précautions hygiéniques*

A vos malades, recommandez toujours une propreté minutieuse de l'organe atteint dont l'affection est aggravée par les frottements intempestifs, le contact des poussières, les congestions céphaliques (cris, chants, exercices violents) la fumée du tabac, le séjour dans l'air confiné.

L'œil malade doit éviter toute fatigue, ne se livrer à aucun travail. Il sera protégé, dans des cas bien déterminés, sur lesquels je reviendrai chemin faisant, par des lunettes bombées, légèrement fumées. Vous ne tolérerez le bandeau que lorsqu'il y aura perte de substance, perforation de la cornée ou menace d'infection. La question de l'emploi du bandeau en ophthalmologie me semble tellement importante, qu'elle fera l'objet de notre prochaine leçon.

UNE BOITE D'INSTRUMENTS

Plusieurs d'entre vous qui ne veulent pas se consacrer exclusivement à l'ophthalmologie, et qui se disposent à aller exercer loin des grands centres, trouveront peut-être utile l'indication que je vais donner des instruments spéciaux, indispensables au praticien, décidé à prêter assistance aux patients atteints des affections les plus ordinaires.

Une boîte d'instruments réduite à sa plus simple expression devra se composer de :

1° Un blépharostat externe ;

2° Deux releveurs des paupières, un moyen et un petit ;

3° Une pince à fixer à mors en caoutchouc ;

4° Une pince de Desmarres (pour chalazion) ;

5° Une pince à épiler, dite pince à cils ;

6° Un petit bistouri ;

7° Un scarificateur de Desmarres ;

8° Un couteau lancéolaire coudé à arrêt de moyenne dimension ;

9° Une aiguille à corps étranger ;

10° Une paire de petits ciseaux courbes à pointes mousses ;

11° Une paire de ciseaux droits à pointes mousses ;

12° Un couteau de Weber ;

13° Un stylet conique à dilater les canalicules lacrymaux ;

14° Six stylets lacrymaux de Galezowski nos 2 et 4 ;

15° Une seringue en caoutchouc pour injections dans les voies lacrymales.

Remarquez que je n'ai parlé à dessein, ni de la pince à disséquer, ni des fils de soie phéniquée, ni des aiguilles à sutures, ni des pinces hémostatiques que tout médecin doit posséder.

Pour être en mesure de pratiquer certaines cautérisations ignées, si vous n'êtes pas muni d'un galvano-cautère, faites ajouter à votre thermo-cautère Paquelin une pointe fine construite spécialement pour les opérations oculaires.

DEUXIEME LEÇON

Le bandeau en ophthalmologie.

Malgré la banalité apparente du sujet, je me crois autorisé à vous dire quelques mots de l'emploi du bandeau sur les yeux malades ou opérés.

Cet appareil est ordonné en général, tout à fait au hasard; il y a peu de praticiens qui, en présence d'une inflammation quelconque de l'œil, ne conseillent immédiatement de couvrir l'organe d'un bandeau.

J'espère vous démontrer que cette façon de faire est non seulement inutile la plupart du temps, mais encore dangereuse dans un certain nombre de cas.

Voyons d'abord quel est le mode d'action du bandeau :

Il a sur la partie enveloppée plusieurs effets bien déterminés. Il la met à l'abri du contact de l'air, de la poussière, de la lumière; il exerce sur elle une certaine compression et l'entretient à une température plus élevée que les régions voisines.

A première vue on aurait tendance à croire qu'il n'y a là que des avantages, mais toutes les affections oculaires ne craignent pas le contact de l'air et de la lumière, toutes ne se trouvent pas bien de la compression et d'une température élevée. Il y a, par exemple, une étonnante contradiction dans la pratique de quelques-uns qui recommandent d'employer à domicile des compresses froides souvent renouvelées et qui conseillent de couvrir l'œil d'un bandeau pour éviter le froid du dehors.

Je ne suis pas comme on pourrait le croire par ce début, l'ennemi juré du bandeau ; je cherche seulement à prouver qu'il a comme toute méthode ses indications et ses contre-indications. Une certaine délicatesse est nécessaire dans son maniement, même lorsqu'on en juge l'emploi indispensable.

Les défauts de l'appareil tiennent à ses qualités. Soustrayant l'œil à l'air et à la lumière, il rend l'organe sensible au dernier point et intolérant pour ce que je ne craindrais pas d'appeler son milieu naturel.

Qui n'a vu à nos consultations hospitalières, cet enfant guidé par sa mère, marchant la tête basse, les yeux bandés ? Le bandeau à peine enlevé, comme il fuit la lumière, quels cris il pousse, quelle lutte il engage avec le médecin, quelle stricture intense des paupières il oppose à toute exploration ! Tellement qu'il faut employer l'écarteur pour pouvoir poser le diagnostic de l'affection oculaire. L'enfant a pris l'horreur du jour et je ne crains pas de l'affirmer, il doit cet état à l'emploi peu judicieux du bandeau autant qu'à la kératite que nous venons de lui reconnaître.

Je ne nie pas que l'origine du blépharospasme soit la phlegmasie cornéenne ; mais je prétends que ce spasme a été entretenu et augmenté par la compression.

Il y a pour cela deux raisons. Voici la première : le bandeau amène rapidement un certain degré d'entropion, il pousse les cils vers le globe oculaire, les force à frotter sur le bulbe qui s'irrite davantage et réagit dans une violente constriction de la paupière, encore augmentée par le séjour forcé des larmes et des produits de la sécrétion conjonctivale, que le bandeau ne laisse pas écouter au dehors.

Pour mettre en relief le deuxième motif, j'emploierai une comparaison. Quel est l'individu qui sortant d'une pièce obscure et se trouvant subitement dans une salle brillamment éclairée, ne s'est trouvé ébloui et n'a cherché pendant quelques instants à fuir la grande clarté? Eh bien ! le malade abrité par un voile se trouve dans une situation analogue ; dès qu'il est rendu à la lumière, il fuit celle-ci et réclame la protection du bandeau, auquel il doit en partie ses maux. Aussi observons-nous souvent ce phénomène : un malade, guéri de son affection cornéenne, continue à ne pouvoir supporter la lumière du jour, contre laquelle il veut un abri, qu'on devra lui refuser si l'on ne tient à éterniser cette situation.

Mais m'objectera-t-on, ce sont là des vues, théoriques, et les malades réclameront toujours un appareil qui les soulage. Je répondrai que depuis que j'ai supprimé le bandeau de ma pratique dans les kératites, je n'ai presque plus jamais à exécuter d'opérations contre le blépharospasme et que les guérisons sont beaucoup plus rapides. Les deux ou trois premiers jours sont assez durs à passer, mais le soulagement qui survient les jours suivants, la facilité avec laquelle les malades supportent la lumière, compensent largement la peine primitive. Je suis arrivé à cette façon de faire par l'expérience. Je laissais un œil couvert, et un œil découvert, alors que je constatais des lésions cornéennes et un blépharospasme identiques sur les deux yeux que je traitais de même façon. Or, voilà qui est concluant, la lésion et le spasme cédaient beaucoup plus rapidement sur l'œil découvert.

Ceci s'est vérifié sur un nombre si considérable de malades que c'est pour moi aujourd'hui un article de foi.

On pourrait m'opposer le manque de protection de l'organe souffrant lorsqu'on supprime le bandeau ; mais ne peut-on employer des lunettes très légèrement teintées qui ne compriment pas le globe et laissent pénétrer les rayons du jour à peine atténués? Je repousse les lunettes fortement fumées pour les motifs déjà indiqués.

En somme, dans les kératites, dans les affections de l'œil externe, où il n'y a pas perte de substance ou infection microbienne, je proscris le bandeau et je ne place sur l'œil *par moments seulement* que des compresses servant de topiques. Pour vous faire saisir, sans trop insister, les indications et contre-indications du bandeau, je prendrai des exemples.

Dans les affections où il existe une abondante sécrétion (ophthalmie purulente), le bandeau qui enfermerait le loup dans la bergerie est contre-indiqué et doit être remplacé par des irrigations fréquentes et des compresses antiseptiques appliquées de temps en temps.

Dans l'iritis au contraire, où il n'y a ni sécrétion, ni grande tendance au blépharospasme et où la chaleur soulage énormément le malade, le bandeau sera recommandé.

Quand il y a perte de substance de la cornée, ouverture accidentelle ou opération de l'œil, le bandeau est utile, mais seulement parce qu'il sert à maintenir sur l'œil des pansements antiseptiques, et encore devra-t-il être supprimé aussitôt que possible.

Je pense que cet appareil complique les suites opératoires en entretenant une hyperhémie conjonctivale, une irritation de l'œil hors de proportions avec le traumatisme subi. Sans aller jusqu'à la pratique de certains oculistes américains, qui ne mettent jamais de bandeau sur les yeux des opérés de cataracte, j'ai considérablement abrégé les ennuis de mes malades en leur enlevant le bandeau le quatrième jour après l'opération. A ce moment la plaie est suffisamment coaptée, et c'est merveille de voir l'œil non injecté supporter vaillamment la lumière.

Privons donc le moins possible l'œil de cette lumière qui est, comme je le disais plus haut, son milieu naturel, et n'oublions pas ce que rapporte André du Laurens dans son traité de 1611 sur l'art de conserver la vue : « *Denis, tyran de Sicile*, dit-il, *aveuglait* « *ainsi tous ses prisonniers ; car les ayant en-* « *fermés dans une cachotte obscure, les fai-* « *sait tout soudain conduire en un lieu bien* « *clair et perdaient tous la vüe* ».

TROISIÈME LEÇON

Blépharites. Orgelet.

I

BLÉPHARITES

L'inflammation du bord des paupières ou blépharite est une des affections qui, à juste titre, chagrinent le plus les malades qui en sont atteints.

Outre qu'elle change notablement la physionomie, elle cause des sensations pénibles, récidive souvent et peut, par les altérations qu'elle amène dans la structure et la forme des paupières, constituer un véritable danger pour le globe oculaire. Aussi je pense faire œuvre utile en étudiant le traitement pratique de cette maladie qui guérit aisément, lorsqu'elle est soignée rationnellement d'après les indications tirées de ses formes et de la constitution du sujet.

Avant tout il faudra prendre une notion de l'état général du patient, en se rappelant que l'affection palpébrale est l'apanage des scrofuleux, des arthritiques, des herpétiques, d'où nécessité de s'adresser à la diathèse par des moyens connus de tous les praticiens (huile de foie de morue, fer, vins iodés, hydrothérapie, arséniate ou bicarbonate de soude, eaux minérales de Salies, Challes, Luchon, La Bourboule, etc.).

Quelle que soit la variété de blépharite, certaines pécautions seront prises, le malade devra éviter la lumière trop vive, les poussières (en voyage par exemple), les frottements intempestifs et protéger ses yeux avec un verre légèrement noirci. Il fuira tout séjour dans un air vicié, surchauffé ou altéré par la fumée de tabac (théâtre, café, fumoirs). Il recherchera, au contraire, les meilleures conditions hygiéniques, l'air de la campagne, etc... Le régime sera aussi peu excitant que possible ; les boissons alcooliques, le thé, le café, les crustacés, les poissons, les salaisons, la charcuterie, seront sévèrement prohibés.

Localement les plus grands soins de propreté seront institués ; les yeux fréquemment lavés à l'eau chaude, additionnée de quelques gouttes d'eau de Cologne, seront débarrassés, voire même avec une pince spéciale, des croûtes, lamelles ou concrétions du bord des paupières. On favorisera la chute des cils caducs.

Après cette vue générale occupons-nous du traitement local particulier pour chaque variété de blépharite.

Cliniquement on distingue cinq sortes de blépharites :

1° Érythémateuse ;

2° Eczémateuse ;

3° Pityriasique ;

4° Hypertrophique ;

5° Ulcéreuse.

1° La *première variété* caractérisée par une rougeur plus ou moins intense du bord palpébral sans caractère tranché est très souvent symptomatique soit d'un vice de réfraction, soit d'un mauvais état des voies lacrymales. Dans le premier cas, il suffira de prescrire des verres correcteurs ; dans le deuxième, de pratiquer la dilatation des canaux conducteurs des larmes, pour voir les paupières reprendre leur apparence normale.

Vous verrez céder en quelques jours des blépharites, jusque-là rebelles à tous les traitements, chez des astigmates à qui vous aurez prescrits des verres cylindriques convenables, ou chez des patients que vous aurez soumis à des cathétérismes réguliers.

Parfois l'irritation palpébrale sera due à un pince-nez, porté trop près des cils qu'il comprime, au contact trop fréquent de poussières (scieurs de long, boulangers, tanneurs), ou au séjour habituel dans un air confiné, chargé de fumée de tabac (garçons de café). Plusieurs de ces causes peuvent êtres réunies, chez les acteurs par exemple, qui vivent dans une atmosphère viciée, sont exposés à la lumière trop vive de la rampe et veillent tard. Vous aurez de rapides succés en soustrayant vos malades aux causes nocives. Vous pourrez hâter la guérison en faisant appliquer chaque matin sur les yeux pendant un quart d'heure des compresses tièdes trempées dans la solution suivante :

Eau	300 gr.
Sulfate de zinc. . . .	3 gr.

Certains ouvriers employés dans les ateliers d'électricité peuvent être atteints de blépharites érythémateuses très violentes, à la suite du coup de soleil électrique succédant à la contemplation de rayons lumineux trop intenses. Cet accident peut être évité par le port de verres jaunes foncés ; ses conséquences peuvent être atténuées par des affusions froides et le séjour dans l'obscurité. On prévient les blépharites amenées par la neige au moyen de lunettes spéciales

2° L'*eczéma du bord palpébral* ressemble à celui qu'on rencontre sur les autres régions. La paupière a un aspect luisant, fissuré. En ce point il est spécialement rebelle à cause du contact des larmes et des sécrétions conjonctivales. Au point de vue du traitement il faut distinguer deux cas : ou il y a de la réaction inflammatoire ou l'eczéma est torpide.

S'il y a inflammation, on lotionnera fréquemment les yeux avec la solution suivante chauffée au bain-marie :

Eau	350 gr.
Acide borique . . .	12 gr.

La nuit on applique des cataplasmes de fécule tièdes, arrosés de cette même solution.

Si l'inflammation est tombée ou s'il existe un état torpide, on mettra sur les paupières trois fois par jour pendant une demi heure chaque fois, des compresses tièdes recouvertes de gutta-percha laminée, trempées dans de l'eau, additionnée de quelques gouttes d'alcool pur ou de bonne eau de Cologne (XX à XXV gouttes pour un verre d'eau).

Le soir au moment du coucher on enduira le bord ciliaire avec une petite quantité de la pommade suivante :

Vaseline.	10 gr.
Oxyde de zinc. . . .	0 gr. 50 à 1 gr.

Cette pommade sera appliquée doucement avec un petit pinceau blaireau ou avec la pulpe de l'index et laissée en place jusqu'au réveil.

Dans les formes tout à fait chroniques on pourra faire le même usage de la pommade que voici :

Vaseline.	10 gr.
Précipité rouge . . .	0 gr. 05 cent.

ou de la suivante, si l'eczéma est tout à fait torpide.

Vaseline.	10 gr.
Huile de cade. . . .	1 gr.

Si le bord palpébral est coriace, épaissi,

écailleux, vous le frotterez avec un pinceau assez dur, trempé dans la solution :

Eau de laurier cerise. .	20 gr.
Glycérine	5 gr.
Acide acétique cristallisé	0 gr. 20 centigr.

(Dr Lallier)

3° *La blépharite pityriasique* ne s'accompagne pas de réaction inflammatoire ; elle se reconnaît à la présence de lamelles épidermiques.

On ordonne au patient de mettre sur ses paupières, matin et soir, pendant 20 minutes, des compresses tièdes trempées dans la solution astringente de sulfate de zinc à 1 gramme pour 100 grammes ; mais ici les pommades surtout réussissent.

On enduira le soir les paupières avec le mélange suivant :

Vaseline Lanoline	ãã 5 gr.

ou avec la pommade au précipité rouge ou avec celle-ci.

Vaseline	10 gr.
Oxyde jaune d'hydrargire.	1 gr.

En cas de *démangeaisons* on se trouvera bien de faire plusieurs onctions par jour avec:

Vaseline.	10 gr.
Résorcine	1 gr.

ou avec:

Vaseline	10 gr.
Acide phénique. . . .	0.50 centigr.

4° La *blépharite hypertrophique*, caractérisée surtout par l'augmentation de volume du bord palpébral sera traitée comme la précédente variété.

Il existe des cas rebelles dans lesquels on ne peut ramener la paupière à sa forme primitive, qu'en traversant le bord hypertrophié avec des pointes fines de galvanocautère.

5° Dans la *blépharite ulcéreuse*, le bord ciliaire est rouge, tuméfié, garni de croûtes sous lesquelles se trouvent des ulcérations: souvent les cils tombent et les déviations palpébrales surviennent.

Il n'est pas rare d'observer de petits abcès à la base des cils qui sont surtout atteints dans cette variété à laquelle seul convient le nom de blépharite *ciliaire*.

On fera nettoyer convenablement la base des cils, on enlèvera avec une pince toutes les croûtes et on fera appliquer des compresses trempées dans :

Eau	350 gr.
Acide phénique . . .	2 gr. 50 cent.

ou dans :

Eau	300 gr.
Sublimé corrosif. . .	0. 10 cent.

Ces compresses seront employées chaudes et devront être maintenues en place pendant une demi-heure deux ou trois fois par jour.

Si l'irritation était trop vive on pourrait faire usage de cataplasmes de fécule, mais on n'en prolongerait pas l'emploi. Tout cil malade doit être enlevé.

Quand les paupières sont convenablement désinfectées et débarrassées des produits de sécretion, on doit s'adresser aux ulcérations qu'on guérit aisément soit en les cautérisant avec la pointe effilée du crayon de nitrate d'argent, soit en les badigeonnant avec un pinceau trempé dans :

Eau.	15 gr.
Nitrate d'argent . . .	0 gr. 20 cent.

Quand les ulcères sont torpides, on peut les toucher avec un pinceau trempé dans la teinture d'iode pure.

Fréquemment il est utile d'arracher tous les cils. Cette petite opération est facilitée par l'emploi d'une pince spéciale à mors larges, dite pince à épiler, pince à cils ; elle est suivie presque immédiatement d'une amélioration considérable ; les cils repoussent plus tard.

Quand les ulcérations sont cicatrisées, on cesse l'emploi des moyens précédents ; on traite la blépharite ulcéreuse amendée par les compresses astringentes employées matin et soir, et par des applications nocturnes de pommade au précipité rouge.

On a décrit une *blépharite pityriasique* (pediculi) ; elle cède à l'emploi de l'onguent gris.

Chez quelques personnes, les cils tombent sans rougeur, sans inflammation des paupières, soignez alors l'état général herpétique ou arthritique, et prescrivez des onctions locales avec :

Vaseline.	5 gr.
Huile de ricin. . . .	2 gr.
Acide gallique. . . .	0 gr. 50 cent.
Essence de lavande. .	IV gouttes.

Vous le voyez, les ressources thérapeutiques sont nombreuses, mais veulent être utilisées avec discernement; tout le secret de la réussite réside dans l'emploi de moyens curatifs adaptés à chaque variété de blépharites.

II

Orgelet

L'orgeolet ou orgelet (compère Loriot) doit son nom, disent les auteurs classiques, à l'analogie qu'il offre avec un grain d'orge.

C'est une sorte de furoncle qui siége sur le bord libre des paupières, et qui se présente sous la forme d'un petit bouton dur rouge, douloureux, dont le centre se ramollit bientôt, blanchit et ne tarde pas à crever.

Sa durée moyenne est de cinq à six jours.

Le diagnostic de l'orgelet est, en général, des plus faciles ; pourtant il existe parfois un œdème palpébral et un chémosis tels qu'il a pu y avoir confusion avec une ophthalmie purulente, un phlegmon de la paupière ou du sac lacrymal. On évitera ces erreurs avec un peu d'attention en recherchant un point douloureux et saillant sur le bord du voile palpébral tuméfié.

L'orgelet guérit assez rapidement sans laisser de trace, mais il est fort douloureux et récidive avec une grande facilité, si bien que sa présence renouvelée constitue pour quelques individus un supplice véritable.

J'étudierai donc le traitement de cette affection et les moyens d'en éviter le retour.

A. — *Pendant la période inflammatoire et jusqu'au moment de l'ouverture*, on usera largement de la méthode antiphlogistique.

Le jour on fera mettre sur l'œil des compresses chaudes trempées dans la solution suivante :

Eau.	350 gr.
Acide borique. . .	12 gr.

On emploiera pour cela des linges de toile fine pliés en quatre ou en six et recouverts de gutta-percha laminée qui gardera la température assez élevée pendant un certain temps ; par-dessus on placera un tampon de coton hydrophyle maintenu par un léger bandeau. La solution boriquée employée sera chauffée au bain-marie à la température de 38° à 40° au plus. De temps en temps, au moyen de coton imbibé de cette même eau on décollera les paupières et on fera un rapide nettoyage du bord ciliaire.

La nuit l'usage des compresses est incommode, aussi vaut-il mieux appliquer sur l'œil un cataplasme de fécule de pommes de terre préparé à l'eau boriquée.

J'ai essayé à cette période les pulvérisations phéniquées qui ont si bien réussi à M. le professeur Verneuil contre le furoncle; mais je n'en ai pas retiré un bénéfice notable.

L'eau phéniquée (à 1 ou 2 pour 100) produit sur l'œil une légère irritation. Je me suis mieux trouvé des pulvérisations boriquées faites 3 ou 4 fois par jour pendant 1/4 d'heure.

Lorsqu'on n'a pas à redouter la pusillanimité du patient, on amènera une rapide sédation et on abrégera la durée du furoncle en le cautérisant avec une pointe de galvano-cautère qui doit pénétrer dans l'intérieur. On continuera ensuite l'usage des compresses antiseptiques.

B. — *A la période de maturité*, et dès que le centre de l'orgelet grossit, il faut l'inciser avec une lancette ou avec le galvano-cautère. Il n'est pas mauvais d'exercer sur la petite tumeur une pression destinée à la vider de son contenu. On fait ensuite un lavage avec la solution de sublimé à 1 pour 2.000 et on panse avec une rondelle de lint boraté imbibé d'eau boriquée.

Grâce à ces moyens fort simples, on obtiendra une rapide guérison, mais on n'aura fait qu'une œuvre incomplète si on ne met le malade à l'abri d'une nouvelle attaque de cette ennuyeuse affection.

C. — *On préviendra le retour de l'orgelet,* en évitant l'action des causes qui le produisent, plutôt qu'en prescrivant des dérivatifs, voire même des vésicatoires et des cautères, inutiles ou dangereux.

On se rappelle que l'exposition ordinaire aux poussières a une grande influence sur la récidive. On interrogera donc le patient sur ce point ; s'il s'agit d'un inconvénient professionnel qui ne saurait être évité, on prescrira des lunettes bombées, très légèrement fumées, qui formeront un abri efficace.

Le séjour dans l'air confiné et vicié favorise l'apparition de l'orgelet ; aussi vante-t-on pour la cure préventive l'air de la campagne et de la mer.

Certains individus qui prennent l'habitude de se frotter les yeux à tous propos entretiennent ainsi une irritation du bord ciliaire qui est souvent la seule cause du mal ; ici encore le port des lunettes protectrices, en empêchant le contact des mains, sera fort utile. L'usage d'un pince-nez mal placé, ou le frottement répété de l'oculaire du microscope ont suffi pour faire naître des séries presque ininterrompues de compère Loriot.

Certains hypermétropes, des astigmates, ont vu cesser les poussées après correction de leur amétropie ; on vérifiera donc la réfraction des malades, et on leur prescrira les verres nécessaires.

Des douches oculaires répétées (dans le traitement de quelques kératites par exemple) ont pu être la cause du mal.

Parfois il s'agit d'une véritable diathèse furonculeuse ; dans ce cas on examinera les urines du malade au point de vue du sucre. Si celles-ci se montrent normales on combattra la disposition générale, par le fer, l'arsenic, l'iodoforme, le naphtol à l'intérieur, l'eau de goudron aux repas, par l'abstention des alcools et des mets épicés.

Dans l'intervalle des poussées le bord

ciliaire devra être examiné avec soin. Les cils sont quelquefois retardés dans leur chute régulière, et provoquent ainsi par l'inflammation qu'ils occasionnent autour d'eux l'apparition de l'orgelet ; on enlèvera alors les poils nuisibles avec une pince à épiler.

Le plus souvent la récidive est due à une blépharite chronique qu'on traitera par les moyens que j'indiquais tout à l'heure ; la pommade au précipité rouge longtemps employée paraît assez bien prévenir l'apparition de l'orgelet.

QUATRIÈME LEÇON

Conjonctivites. Conjonctivite hyperhémique, phlycténulaire, catarrhale.

Avant d'aborder l'étude du traitement de chaque conjonctivite en particulier, je vais essayer de vous donner une classification des affections conjonctivales, simplifiant autant que possible la nomenclature.

Ou il existe une simple hyperhémie de la conjonctive accompagnée ou non de soulèvement épithélial (conjonctivite hyperhémique, phlycténulaire), ou à cette hyperhémie se joint une sécrétion plus ou moins abondante, plus ou moins virulente (conjonctivite purulente, conjonctivite catarrhale); parfois plastique (conjonctivite pseudo-membraneuse ou diphtéritique), ou bien encore des produits de nouvelle formation ont fait leur apparition à la surface, voire même dans l'épaisseur de la muqueuse (conjonctivite folliculaire, conjonctivite granuleuse).

Je puis vous proposer le tableau suivant, basé sur ces nuances symptomatiques.

A. — Conjonctivites sèches	hyperhémique.	
	phlycténulaire.	
B. — Conjonctivites à sécrétion.	franche	catarrhale, purulente.
	plastique	pseudo-membraneuse.
		Diphtéritique.
C. — Conjonctivites à néo-produits	folliculaire.	
	granuleuse.	

Je ne m'occuperai ici que des maladies les plus fréquentes de la conjonctive. Vu l'importance des conjonctivites purulente et granuleuse, je consacrerai à chacune d'elles une leçon entière ; dans cette conférence j'étudierai seulement la thérapeutique applicable aux conjonctivites hyperhémique, phlycténulaire et catarrhale.

CONJONCTIVITE HYPÉRHÉMIQUE

L'injection sous-conjonctivale est surtout marquée dans le cul-de-sac inférieur, sur les portions tarsiennes et au niveau des angles de l'œil ; elle s'étend très rarement à la muqueuse bulbaire. Elle s'accompagne parfois d'un léger larmoiement et de sensation de lourdeur, de sécheresse, de graviers, de corps étrangers. Elle est parfois assez gênante pour empêcher tout travail le soir.

Elle peut être amenée par un séjour habituel dans l'air confiné, vicié par la fumée de tabac, le contact de poussières (certains métiers) l'action du vent, l'irritation produite par des cils déviés, des pince-nez mal placés, des frottements intempestifs. Vous avez déjà compris que votre premier devoir est de soustraire le patient à des causes nuisibles, vous l'autoriserez à porter des verres bombés légèrement fumés, servant de protection. Très fréquemment l'hyperhémie conjonctivale est sous la dépendance d'un trouble de réfraction spécialement de l'astigmatisme et cède alors rapidement au port de verres correcteurs appropriés.

Souvent aussi elle est due à une affection des voies lacrymales et disparaît comme par enchantement après quelques cathétérismes.

Je ne saurais trop appeler votre attention sur ces dernières causes auxquelles vous devez toujours songer en présence des malades atteints de conjonctivite simple rebelle.

Quelle que soit la cause de la conjonctivite, vous insisterez sur les précautions hygiéniques, repos de l'organe, séjour au grand air, auxquels vous joindrez l'emploi des topiques locaux.

Vous ferez mettre sur les yeux trois fois par jour, pendant un quart d'heure chaque fois, des compresses froides trempées dans une des deux solutions :

Eau	500 gr.
Acide borique . . .	18 gr.

ou bien :

Eau.	300 gr.
Sulfate de zinc . . .	2 ou 3 gr.

Vous pourrez commencer par prescrire la première solution dont vous continuerez l'emploi pendant cinq à six jours avant d'ordonner la deuxième ; dans certains cas vous devez tâtonner et vous vous déciderez pour l'usage régulier du liquide qui aura paru le mieux réussir. Dans les formes un peu aiguës, l'eau boriquée semble préférable ; le sulfate de zinc réussit dans les formes chroniques.

Ne donnez ni sous-acétate de plomb susceptible d'incruster une cornée éraillée, ni collyre au nitrate d'argent, ni irritants violents ; abstenez-vous de toute cautérisation.

CONJONCTIVITE PHLYCTÉNULAIRE

Elle est constituée alors qu'apparaissent sur la conjonctive bulbaire une ou plusieurs phlyctènes ou petites saillies, soulèvements sous-épithéliaux, séreux, dont le volume et le siége sont variables et qui s'accompagnent d'une injection vasculaire plus ou moins intense. Cette injection affecte volontiers la forme d'un triangle dont le sommet touche la phlyctène. Celle-ci est, en général, unique et assez volumineuse, lorsqu'elle naît sur la partie muqueuse du globe ; sur le limbe scléro-cornéen, vous observerez quelquefois une phlyctène unique, mais le plus souvent une série de très petites phlyctènes, qui parfois entourent la cornée d'une véritable couronne.

Il est facile de ne pas confondre ces productions avec un peloton graisseux ou avec un bouton de sclérite plus volumineux et plus coloré.

La conjonctivite que nous étudions a une tendance naturelle à la guérison, mais se complique quelquefois de kératite phlycténulaire, d'écoulement catarrhal.

Elle frappe de préférence les enfants lymphatiques ou strumeux.

Le *traitement général* sera fortifiant.

Le traitement local consistera en applications de la pommade suivante :

Vaseline	5 gr.
Oxyde jaune d'hydrargyre.	0 gr. 25 cent.

Avec un petit pinceau vous introduirez une fois par jour dans l'œil gros comme un grain de blé de cette pommade ; vous ferez laver l'œil un quart d'heure après l'introduction.

Si cette pommade est mal préparée, elle cause souvent de la douleur qui n'est imputable qu'à une manipulation défectueuse ou à un produit inférieur. Il m'arrive constamment de la donner à une dose plus élevée que celle que je vous conseille, et d'en obtenir d'excellents résultats. Je tiens à attirer votre attention sur ce point, parce qu'il n'est pas habituel d'entendre prescrire la pommade jaune à une dose aussi forte. Je suis persuadé qu'elle n'agit utilement que lorsqu'elle est très concentrée et que, même dans ces conditions, elle est parfaitement tolérée si elle est bien faite.

Vous pourrez encore projeter dans l'œil du malade une pincée de poudre de calomel ; mais ce moyen est inférieur au précédent. Quelques praticiens touchent les phlyctènes au galvano-cautère espérant ainsi abréger leur durée ; est-il bien utile d'employer un procédé assez effrayant pour combattre une affection aussi bénigne ? Les lavages boriqués sont à recommander.

CONJONCTIVITE CATARRHALE

Elle est caractérisée par une injection et un gonflement de la muqueuse, limités à la portion palpébrale et accompagnés d'une sécrétion muco-purulente qui distingue cette conjonctivite des autres variétés et aussi de la kératite et de l'iritis. La sécrétion est dans certains cas extrêmement abondante, au point de faire croire à une ophthalmie purulente, s'il existe en même temps une certaine rougeur et une certaine tension des paupières, ce qui n'est pas très rare.

D'autres fois elle est à peine sensible dans le jour et s'amasse seulement la nuit entre les voiles palpébraux qui sont collés le matin. L'affection est épidémique et contagieuse ; d'où la nécessité d'isoler les malades qui en sont atteints et d'éviter la contamination par les objets de pansements. Elle guérit sans amener de complication sérieuse sous l'influence du traitement suivant :

1° *Si l'écoulement est peu abondant*, vous ferez appliquer sur les yeux cinq à six fois par jour pendant vingt minutes des compresses froides bien mouillées et trempées dans une des solutions que voici :

Eau	350 gr.
Acide borique . . .	12 gr.

ou bien :

Eau	350 gr.
Acide phénique. . .	2 gr.

qui serviront encore à faire de fréquents lavages des yeux à l'aide d'un petit tampon de coton hydrophile, jeté dès qu'il aura servi.

2° *Si l'écoulement est très abondant*, vous continuerez l'emploi de ces solutions, mais vous cautériserez en plus une fois par jour la surface muqueuse des paupières bien retournées avec un pinceau trempé dans une solution de nitrate d'argent à 1 1/2 pour 100.

Ces cautérisations seront continuées jusqu'à siccité de la conjonctive.

3° *Si l'écoulement a disparu* et que la muqueuse reste injectée, cessez l'emploi des antiseptiques et placez sur les yeux une ou deux fois par jour pendant dix minutes chaque fois, des compresses froides trempées dans une solution astringente de sulfate de zinc à 1 pour 100.

Ne prescrivez ni sangsues, ni dérivatifs, ni vésicatoires, ni collyres d'aucune sorte.

Le traitement général n'est d'aucune utilité.

CINQUIÈME LEÇON

Conjonctivite purulente.

J'ai l'intention de vous donner aujourd'hui quelques conseils sur la *prophylaxie* et le *traitement* de l'ophthalmie purulente. Je ne veux pas faire l'histoire complète de cette affection, vous vous reporterez pour cette étude à vos traités classiques ; je tiens seulement à ce que, après m'avoir prêté attention, vous soyez capables de soigner et de guérir avec toute la sécurité désirable une maladie qui produit de si épouvantables désastres. Les moyens de lutter contre les ravages de cette grave conjonctivite ne doivent pas rester entre les mains des seuls spécialistes. Il s'agit ici d'une médication d'urgence et il n'est pas un médecin qui n'ait fréquemment l'occasion de soigner cette ophthalmie. Les statistiques qui nous montrent combien est grand le nombre des aveugles par suite de cette maladie nous prouvent aussi combien son *vrai* traitement est peu connu des médecins en général; je crois pouvoir affirmer ceci :

Une conjonctivite purulente traitée à temps et bien traitée guérira dans la plupart des cas sans laisser de traces irréparables.

Je n'insisterai pas sur les *symptômes* bien connus de l'affection qui nous occupe. Vous savez tous que les paupières du malade sont rouges, luisantes, tuméfiées, presque impossibles à ouvrir, que la muqueuse est turgescente, chémotique, et sécrète un pus véritable, épais, jaune, souvent verdâtre, à propriétés irritantes. Ces phénomènes sont plus ou moins intenses, sans qu'ils soient toujours en rapport avec la gravité du processus morbide; d'où une remarque importante : dès que vous aurez diagnostiqué une ophthalmie purulente, si vous êtes embarrassés sur le pronostic *agissez toujours comme s'il devait être grave*, attaquez la maladie avec tous les moyens dont vous disposez. Certes la présence ou l'absence des gonocoques de Neiser dans la sécrétion purulente, pourrait peut-être vous donner une utile indication sur la nature sérieuse ou bénigne de l'ophthalmie, mais puis-je vous conseiller de ne pas approcher vos clients sans vous munir d'un microscope. Si vous me permettiez une comparaison, je vous dirais que les conseils que je vous offre ici me semblent avoir quelque analogie avec ceux que le maître d'armes donne à l'élève qui va aller sur le terrain ; c'est vous dire que je ne m'embarrasse guère du côté théorique.

En pratique vous jugerez de la gravité de l'affection sur l'intensité du gonflement et de la tension des paupières, sur l'abondance de l'écoulement, sur la couleur verte du pus et surtout sur l'apparition précoce des désordres cornéens.

Vous devez savoir que l'ophthalmie purulente, quelle que soit sa cause, est toujours une affection sérieuse ; que mal soignée elle amène le plus souvent l'infiltration, l'ulcération, voire même la perforation de la cornée, d'où hernie de l'iris, fonte purulente de l'œil et finalement atrophie du globe.

Je vous ai signalé le danger, je dois vous donner le moyen de le combatre.

Nous avons dans la recherche des *moyens prophylactiques* une mission non moins importante à remplir que celle qui nous incombe dans l'action thérapeutique ; occupons-nous du premier point.

L'affection est *contagieuse et épidémique;* vous devrez donc autant que possible isoler les malades qui en sont atteints, et prévenir les personnes et l'entourage des dangers qu'elles peuvent courir ; les linges, les bandeaux, pinceaux, etc... contaminés, seront brûlés ; jamais vous n'emploierez d'éponges pour les soins de propreté ; une économie mal entendue pourrait malgré vos recommandations faire conserver ces objets souillés ; vous recommanderez l'usage des tampons de coton hydrophile, qui seront livrés à la flamme dès qu'ils auront servi. Vos propres instruments seront soigneusement désinfectés dans une forte solution antiseptique.

La contagion ne se fait pas seulement d'homme à homme ; elle se produit aussi d'œil à œil ; un seul organe est-il atteint, vous vous hâterez de laver l'autre avec un liquide antiseptique (sublimé à 1/2000) et de le recouvrir avec un bandeau ou mieux une coque faite spécialement pour cet usage ; comme appareil d'urgence, je vous recommande l'emploi d'un verre de montre enchâssé dans du diachylon, et maintenu par des bandelettes de ce tissu ; vous pourrez encore couvrir l'œil d'une baudruche fixée par du collodion au pourtour de l'orbite ; je préfère le verre de montre qui permet la surveillance de l'œil demeuré sain ; chaque fois que vous devrez laisser enlever l'appareil protecteur, vous renouvellerez le lavage.

Il existe entre autres deux variétés d'ophthalmie purulente importantes, l'*ophthalmie blennorrhagique* et l'*ophthalmie des nouveau-nés*. Rien de plus facile que de prévenir l'apparition de la première en avertissant les malades atteints de chaudepisse de ne jamais porter aux yeux les mains souillées d'un contact impur et de brûler avec soin les linges tachés par l'écoulement uréthral.

La prophylaxie de l'ophthalmie des nouveau-nés a longtemps passé pour difficile à réaliser ; aujourd'hui, la question est devenue plus simple grâce à la découverte des pratiques antiseptiques. Je n'ai pas à répéter ce que je disais il n'y a qu'un instant, sur les précautions générales à prendre contre la contagion, je dois ajouter qu'on évitera presque toujours, pour ne pas dire toujours, le développement de la maladie en lavant les yeux des enfants au moment de la naissance et pendant les trois jours qui suivent, avec une solution de sublimé à 1 pour 2000. Crédé a aussi recommandé d'instiller entre les paupières après l'accouchement une ou deux gouttes de solution de nitrate d'argent à 2 pour 100 ; je crois cette pratique utile.

Le médecin pas plus qu'un autre n'est à l'abri de la contagion ; aussi devra-t-il prendre pour lui-même certaines des précautions déjà indiquées ; j'insisterai sur un point. Il arrive souvent qu'au moment où on écarte les paupières du malade, le pus est projeté dans l'œil de l'opérateur. Si cet accident vous arrivait, hâtez-vous de vous laver l'œil avec la solution de sublimé, et recouvrez-le pendant quelques heures d'une compresse trempée dans cette solution. Vous pouvez vous mettre à l'abri de cet ennui en interposant entre votre visage et les yeux du malade une plaque de verre bien transparente qui ne gênera ni votre exploration ni le travail de vos mains, ou en vous munissant de grosses lunettes bombées qui vous protégeront efficacement (Abadie).

Si toutes les précautions que je viens de vous indiquer étaient strictement prises, l'ophthalmie purulente serait bientôt bannie du cadre nosologique, et je n'aurais pas à vous parler du *traitement* de cette affection. Bien appliqué je vous l'ai dit, il a une grande efficacité ; il repose presque entièrement sur l'emploi des cautérisations au nitrate d'argent.

Avant d'entreprendre quoi que ce soit, étudiez le gonflement et la tension des voiles palpébraux, la qualité de l'écoulement, mettez au jour la face conjonctivale des paupières, et nettoyez-la convenablement avec une solution de sublimé. Servez-vous d'un pinceau blaireau trempé dans le liquide antiseptique; séchez avec de petits tampons d'ouate hydrophile.

Vous avez ainsi pris notion de l'état de la conjonctive, de l'abondance de la suppuration; votre diagnostic est assuré; il vous reste à vérifier l'état de la cornée, laissez les paupières revenir en place, saisissez les écarteurs, attirez les deux paupières en sens inverse et vous pourrez établir votre pronostic en vous fondant sur l'état de la membrane transparente.

Si vous constatez quelques troubles de ce côté, n'hésitez pas à prévenir les intéressés qui pourraient vous accuser plus tard d'avoir, par votre intervention, amené une lésion cependant préexistante. Si d'ores et déjà la vision vous paraît compromise, annoncez que vous n'acceptez qu'une responsabilité limitée.

Étudions maintenant le *traitement* et divisons cette étude en deux parties :

1° *Il n'y a pas de complication cornéenne ;*

2° *Ces complications se sont produites.*

1° *S'il n'y a pas de complications cornéennes*, après avoir retourné les paupières, comme je l'ai indiqué dans ma première leçon, vous cautériserez la muqueuse avec un pinceau trempé dans une solution de nitrate d'argent à 2 ou 3 pour 100 versée en petite quantité dans un verre à liqueur ; vous vous servirez autant que possible d'un pinceau et d'un verre différents pour chaque œil atteint chez le même malade ; si vous ne possédez qu'un pinceau, lavez-le au sublimé avant de toucher au second œil. Les deux yeux ne sont pas toujours au même stade de la maladie, et qui sait si un organe presque guéri ne peut pas être réinoculé par le congénère demeuré virulent. Puis vous neutraliserez à l'eau salée. Cette cautérisation doit être faite avec le plus grand soin et sans timidité ; elle sera prolongée jusqu'à ce que *la conjonctive soit devenue blanche.* Vous devez considérer comme insuffisante toute application de nitrate d'argent n'ayant pas produit cette teinte spéciale sur laquelle j'ai maintes fois entendu le Dr Abadie insister avec le plus grand soin ; j'ai toujours remarqué que des confrères étrangers à l'ophthalmologie pratiquaient les cautérisations beaucoup trop timidement, d'où des insuccès qui font accuser la méthode, alors que seul l'opérateur est coupable. Le pinceau, légèrement exprimé sera donc promené lentement sur tous les points de la muqueuse, atteignant toujours les culs-de-sac qui doivent être bien développés jusqu'à ce que la teinte blanche de la conjonctive apparaisse. Mon insistance vous est un gage de l'importance que j'attache à cette façon de faire.

Dans les cas graves (ophthalmie blennorrhagique, formes intenses des nouveau-nés), les cautérisations devront être renouvelées *toutes les douze heures.* Dans les formes légères, on pourra se contenter de cautériser seulement toutes les vingt-quatre heures. Si la muqueuse est épaissie, chémotique, il sera permis de faire parallèlement au diamètre horizontal des paupières, des scarifications qu'on aura soin de ne pratiquer *qu'après les cautérisations*. Si les paupières sont très tendues, presque impossibles à retourner, on en débridera l'angle externe d'un coup de ciseaux.

Je ne suis pas d'avis de commencer les cautérisations avant que l'écoulement purulent soit très nettement établi et n'aie pris les caractères du pus franc. J'ai souvent vu mal réussir les cautérisations trop hâtives qui voilent par la réaction qu'elles amènent l'aspect véritable de la maladie, cela surtout chez les nouveau-nés. Ceux-ci sont quelquefois atteints d'un gonflement palpébral léger et d'un écoulement séro-purulent peu abondant, simples symptômes de catarrhe qui cèdent aisément à l'emploi des antiseptiques et qui seraient aggravés par des cautérisations intempestives. Dans ces cas le nitrate d'argent peut même déterminer des troubles cornéens.

Dans l'intervalle des cautérisations il faut maintenir sur les paupières des compresses perpétuellement trempées dans l'eau boriquée à 4 pour 100 ou dans la solution de sublimé à 1 pour 2.000 ; les liquides employés devront être glacés ; on les versera à mesure des besoins dans un bol contenant des morceaux de glace. Les yeux seront lavés très souvent avec les mêmes liquides. De façon à ce que jamais le pus ne séjourne entre les paupières, toutes les heures on écartera celles-ci, et on fera couler entre elles un long filet de liquide antiseptique destiné à chasser les produits de sécrétion et à toucher plus directement la muqueuse. Un simple tampon de coton hydrophile bien imbibé sera pressé vers l'angle interne à quelques centimètres de l'organe malade, et fournira une irrigation suffisante ; un pulvérisateur peut aussi être employé dans un but analogue.

2° *S'il y a complications cornéennes* on ne cessera pas les cautérisations mais on devra prendre certaines précautions. Le trouble cornéen est-il léger ? S'agit-il d'une simple infiltration ? On instillera le collyre à l'ésérine (5 centig. pour 10 gr.) deux ou trois fois par jour. S'est-il produit un ulcère, un abcès de la cornée, on cessera l'emploi des lotions froides qu'on remplacera par des compresses chaudes et on insistera sur l'emploi des myotiques (ésérine, pilocarpine). Si l'abcès ou l'ulcère sont étendus, on les touchera au galvano-cautère ou à défaut de cet instrument avec une aiguille à tricoter montée sur un bouchon et chauffée au rouge vif. Y a-t-il menace de perforation, on n'attendra pas que celle-ci ait lieu, on devra rompre le fond de l'ulcère avec un stylet, ou mieux avec le galvano-cautère, et on instillera l'ésérine. La perforation s'est-elle produite, on insistera sur les lavages antiseptiques et les instillations d'ésérine et on appliquera le bandeau compressif qu'on lèvera fréquemment pour éviter la stagnation du pus entre les voiles palpébraux. Si l'iris est hernié, on en opérera la résection ; s'il se fait un staphylome cornéen on le réprimera par des cautérisations au galvano ou au thermo-cautère (pointe fine).

Dans tous ces cas les cautérisations ne doivent être cessées que quand la conjonctive ne sécrète plus.

A la période de déclin. — A mesure que la suppuration diminue on supprime les compresses glacées tout en continuant les lavages antiseptiques, on ne cautérise plus que toutes les 24 heures, puis tous les deux jours, et on remplace la solution de nitrate d'argent à 2 ou 3 pour 100 par celle à 1 pour 100. Les cautérisations doivent être continuées jusqu'à la siccité absolue de la muqueuse et les lavages ne seront abandonnés que lorsque l'état normal aura reparu. S'il persiste quelque temps une certaine hyperhémie conjonctivale alors que tout écoulement a disparu, on peut faire des lotions astringentes (au sulfate de zinc à 1 pour 100, par exemple).

Vous entendrez dire que de simples lavages suffisent pour guérir l'ophthalmie purulente; rappelez-vous qu'il y a des formes très bénignes (plutôt des conjonctivites catarrhales) qui cèdent au seul emploi des antiseptiques, mais que l'ophthalmie purulente vraie est toujours justiciable des cautérisations au nitrate d'argent, médicament spécifique. En gardant précieusement cette notion vous éviterez des désastres irrémédiables.

SIXIÈME LEÇON

Conjonctivite granuleuse.

La conjonctivite granuleuse est une affection caractérisée par l'apparition sur la muqueuse, voire même dans son épaisseur de *néo-produits dits granulations.*

L'aspect des granulations est très variable ; tantôt elles se montrent sous la forme de simples follicules grisâtres, tantôt sous celle d'élevures rouges et fongueuses, ou même de végétations polypiformes.

Cette maladie, contagieuse, épidémique et endémique, est moins fréquente en France qu'en Algérie, Tunisie, Égypte, où elle produit généralement des accidents d'une grande gravité. Néanmoins, même dans nos régions elle commet assez de méfaits pour que l'étude de son traitement soit d'une importance capitale.

Parfois le diagnostic s'impose ; on est d'emblée porté à retourner les voiles palpébraux et à constater la présence des granulations ; mais cette maladie protéiforme se dérobe aisément à l'explorateur peu soigneux ; c'est ainsi que, faute d'attention, on a pu prendre pour un simple larmoiement, pour une vulgaire conjonctivite, pour un ptosis, pour une kératite, pour du trichiasis, pour de banales déviations palpébrales (entropion, ectropion, etc...), des conjonctivites nettement granuleuses. N'a-t-on pas été même jusqu'à prescrire des verres à des granuleux qui se plaignaient de phénomènes asthénopiques. Vous devez toujours rechercher les granulations avec le plus grand soin et retourner les paupières de presque tous les malades qui accusent une irritation oculaire dont la cause ne vous semble pas évidente. Vous étalerez autant que possible la muqueuse devant vos yeux et n'oublierez jamais que les produits morbides se cachent fréquemment dans les culs-de-sac et peuvent échapper à un examen superficiel.

Une lésion cornéenne (kératite superficielle, infiltration et surtout pannus) localisée à la partie supérieure de la cornée, est presque toujours sous la dépendance de l'affection granuleuse et commande des recherches attentives ; on ne saurait trop insister sur ce point.

Des cicatrices blanchâtres, une irrégularité de la muqueuse, des déviations des paupières, du trichiasis, du rétrécissement des fentes palpébrales, sont les traces souvent indélébiles du passage des granulations.

Nous étudierons :

A. — Les précautions hygiéniques.

B. — Le traitement général.

C. — Le traitement local, le plus important.

A. — En se rappelant que l'affection est contagieuse et épidémique, que l'encombrement, l'air confiné sont des causes favorables à son développement, on déterminera aisément le traitement hygiénique. C'est ainsi qu'on prescrira aux malades le séjour à la campagne, à la mer, dans les montagnes, en Suisse spécialement, où les granuleux sont inconnus. C'est ainsi que dans les prisons, à bord des vaisseaux, dans les pensions, on isolera les malades atteints de cette affection ; quelquefois même on sera obligé de licencier les établissements contaminés ; en tous cas on y opérera de rigoureuses désinfections. Les linges, les pinceaux ayant servi aux malades seront toujours brûlés.

Dans les cliniques on évitera d'employer pour un autre malade des objets de pansement, spécialement des pinceaux, ayant servi à un granuleux. Chaque individu contaminé devra posséder son pinceau qui sera, après attouchement, désinfecté dans le sublimé à 1 pour 1000 grammes sous l'œil du médecin, et enfermé dans un étui en bois ou un tube de verre. Je crois que le traitement hygiénique n'a qu'une importance secondaire et qu'il ne peut rien sans le traitement local.

B. — La conjonctivite granuleuse n'est pas une maladie d'origine cachectique, mais elle amène facilement du dépérissement chez les sujets qui en sont atteints. D'où l'utilité d'un traitement général qui consistera surtout dans l'ingestion de médicaments toniques et reconstituants (huile de foie de morue, vin iodé, sirop d'iodure de fer, etc...) et en prises de bains stimulants (bains sulfureux, de Salies de Béarn, bains de mer chauds ou froids...), ou en cures d'hydrothérapie.

C. — Le traitement local suffit à lui seul pour guérir la maladie ; il devra donc être appliqué avant tout autre.

Deux cas peuvent se présenter dans lesquels le traitement sera différent.

1° Il n'y a pas de complications.

2° Il y a des complications.

I. — Il n'y a pas de complications. — Je vais d'abord vous donner les indications du traitement de la forme habituelle des granulations, c'est-à-dire de celle où le produit est moyennement confluent et ne détermine qu'une sécrétion peu abondante. Après quoi je m'occuperai de la thérapeutique applicable aux formes spéciales de la maladie.

Dans la *forme habituelle*, le traitement consistera en cautérisations sur la paupière retournée avec un pinceau trempé dans la solution suivante :

Glycérine neutre. . . .	10 gr.
Sulfate de cuivre. . . .	1 gr.

Les cautérisations doivent toujours toucher les culs-de-sac, siéges habituels des granulations, c'est-à-dire que la paupière doit être complétement développée au-devant de l'opérateur. Le pinceau légèrement exprimé sera promené doucement, mais sans timidité sur toute l'étendue de la muqueuse.

Je ne saurais trop insister sur ce *modus faciendi* dont dépend le succès de votre intervention.

Ces cautérisations sont habituellement fort douloureuses ; le moyen de calmer la réaction qui les suit est de faire sur les yeux du patient de fortes irrigations d'eau froide.

Les cautérisations doivent être répétées tous les deux jours, ou mieux on ne les renouvellera que quand l'inflammation produite par l'opération précédente aura totalement disparu. Si elles n'amènent pas de réaction trop violente, elles peuvent être faites tous les jours avec avantage.

Il faut savoir changer de caustique; au bout d'un certain temps, la muqueuse s'habitue à l'agent employé qui perd son action. Nous avons heureusement d'autres produits susceptibles d'améliorer les granulations. Je puis recommander les formules suivantes :

1°	Glycérine neutre. . .	10 gr.
	Tanin.	1 gr.
2°	Eau.	10 gr.
	Sous-acétate de plomb liquide	1 gr.
3°	Eau.	10 gr.
	Sublimé	5 cent.
	Alcool.	q. s.

Ces substances peuvent remplacer le glycérolé de cuivre et s'emploient de la même manière, mais sont moins actives.

Le sous-acétate de plomb ne serait pas

utilisé sans inconvénient, si l'épithélium de la cornée était éraillé, à cause de la possibilité des incrustations métalliques.

Entre les cautérisations, vous appliquerez les antiseptiques en compresses et en lavages froids (eau phéniquée à 1 pour 100, eau boriquée à 4 pour 100, sublimée à 1 pour 2000).

Dans le cas de *granulations isolées* les caustiques liquides sont mauvais car ils agissent sur toute l'étendue de la muqueuse, on devra leur préférer les crayons dont l'action est facile à localiser (sulfate de cuivre, nitrate d'argent pur et mitigé, alun). On devra ici comme dans les formes habituelles varier les caustiques.

Si les *granulations sont polypiformes*, turgescentes, volumineuses, on les touchera au galvano ou au thermo-cautère, à l'acide chromique, dont on localisera l'action. L'excision aux ciseaux, des granulations *pédiculées*, le grattage à la curette, peuvent aussi rendre des services. Après l'application de l'un quelconque de ces moyens et la guérison du traumatisme on fera comme pour les granulations de type ordinaire des cautérisations au glycérolé de cuivre. C'est pour ces cas que M. Galezowski a proposé l'excision des culs-de-sac. Je reprocherai surtout à cette opération de faire naître des eschares, de diminuer la profondeur des culs-de-sac et de ne pas empêcher les récidives.

S'il existe des *granulations sèches et coriaces*, on pourra les scarifier avec le scarificateur de Desmarres et faire suivre cette petite opération de cautérisations cupriques, suivant une méthode exposée par M. Abadie, et qui nous semble bonne pour ce cas particulier.

Si la granulation s'accompagne de sécrétion purulente on fera, tant que cet état durera, des cautérisations au nitrate d'argent à 3 pour 100 en solution étalée avec un pinceau comme le glycérolé de cuivre. Sitôt que la sécrétion aura disparu on reprendra les cautérisations au glycérolé de cuivre.

Si on ne peut voir les malades tous les jours ou tous les deux jours, je conseille avant tout de cautériser toutes les fois que l'on pourra. Dans l'intervalle on prescrira outre les lavages antiseptiques une des pommades suivantes à introduire entre les paupières une fois par jour :

1°	Vaseline.	10	gr.
	Iodoforme	1	gr.
2°	Vaseline.	10	gr.
	Huile de cade. . . .	1	gr.
3°	Vaseline.	10	gr.
	Oxyde jaune de mercure	1	gr.
4°	Vaseline.	10	gr.
	Acide phénique. . .	1	gr.

Ou mieux encore.

5°	Vaseline.	10	gr.
	Sulfate de cuivre.	5, 10 ou 15	centigr.

On a également préconisé l'insufflation entre les paupières d'acide borique très finement pulvérisé.

A la période de déclin. — On continue l'usage des antiseptiques et on ralentit les cautérisations ; on ne les pratique plus d'abord que tous les 3, 4, ou 5 jours, puis une fois par semaine et une fois par mois ; il ne faut jamais les cesser brusquement.

Les cautérisations étant abandonnées, vers

la fin, remplacez les antiseptiques par les astringents placés sur l'œil en compresses froides, 2 ou 3 fois par jour pendant 10 minutes chaque fois.

Sulfate de zinc. . . .	1 gr.
Eau distillée. . . .	100 gr.

II. — Il y a des complications, qui peuvent atteindre :

a) La cornée.

b) La conjonctive.

c) Les voies lacrymales.

d) Les paupières.

a) *Cornée.* — Les complications cornéennes peuvent être de divers ordres; les principales sont l'infiltration, le pannus, l'abcès, l'ulcère, la perforation, la sclérose, et les taies de la cornée.

En cas d'*infiltration* il y a lieu de continuer les cautérisations et de ne pas s'occuper de celle-ci.

Quand il y a *pannus léger* on doit suivre le même traitement ; si le *pannus est intense*, on continuera les cautérisations jusqu'à ce que l'on ait obtenu une amélioration, on fera ensuite des applications de pommade à l'oxyde jaune d'hydrargyre (1 pour 10). Une abrasion conjonctivale péricornéenne, une péritomie ignée au thermo ou au galvano-cautère, rendront des services en sectionnant les vaisseaux de nouvelle formation.

Le pannus moyennement accentué est une complication peu redoutable qui le plus souvent ne nécessite pas de traitement spécial et diminue à mesure que disparaissent les granulations. Ceci prouve bien qu'il s'agit là d'une lésion de frottement ou d'inoculation et non d'une kératite due au mauvais état général du patient.

Pourtant il existe des cas désespérés dans lesquels on a conseillé d'inoculer le pus blennorrhagique. Ce procédé très dangereux doit être écarté. Grâce à M. de Wecker nous avons un moyen qui est moins risqué et aussi actif, le Jéquirity. Il ne doit être appliqué que si la cornée est couverte de vaisseaux qui la protégent et que si la conjonctive ne sécrète pas trop.

On fait macérer pendant vingt-quatre heures dans 500 grammes d'eau froide 10 grammes de graines de Jéquirity décortiquées ; on obtient ainsi une solution épaisse et sirupeuse que l'on étale trois fois par jour avec un pinceau sur les muqueuses, jusqu'à ce que l'on voie se développer une ophthalmie suffisamment purulente qu'on laisse évoluer ; si elle prend trop d'extension, on la modère par le traitement ordinaire (cautérisations au nitrate d'argent).

S'il y a *abcès* ou *ulcère* de la cornée on fera des instillations d'ésérine, trois fois par jour ; on touchera la partie malade au galvano-cautère dans les cas graves.

S'il y a *perforation* on cautérisera au galvano-cautère les lèvres de la plaie ou la hernie de l'iris et on instillera l'ésérine. S'il y a *staphylome* on se servira du galvano-cautère appliqué sur le cône autant de fois que le staphylome se reproduira ; s'il y a *sclérose* ou *taie* on prescrira la pommade à l'oxyde jaune de mercure (1 pour 10) les douches oculaires, et, faute de succès, on fera la péritomie, quelquefois l'inoculation jéquiritique.

b) *Conjonctive.* — Les complications conjonctivales des granulations sont :

Le xérosis, les cicatrices, le symblépharon.

Pour le *xérosis* on a préconisé les compresses imbibées de lait chaud et les badigeonnages de glycérine neutre et pure. Les *cicatrices de la muqueuse palpébrale* obligent quelquefois à de nouvelles cautérisations au glycérolé de cuivre ou à des scarifications ; l'introduction entre les paupières, plusieurs fois par jour de vaseline boriquée à 1 gramme pour 10 grammes facilite les glissements de la muqueuse devenue irrégulière et peut atténuer les fâcheux effets des cicatrices. Le *symblépharon* nécessite des opérations laborieuses.

c) *Les voies lacrymales.* — On peut observer de ce côté, la déviation des points lacrymaux, l'obstruction des canaux par des produits granuleux, lésions qui seront combattues par la section et le redressement des points, le cathétérisme et le lavage des voies lacrymales, dans lesquelles, au moyen d'une sonde creuse on insufflera, après ce lavage, de la poudre d'iodoforme ou de l'acide borique pulvérisé.

d) *Les paupières.* — Contre *l'entropion, l'épaississement du cartilage tarse, le trichiasis*, complications palpébrales des granulations on se servira des opérations spéciales et particulièrement de l'*élargissement des fentes* ou *canthoplastie*, opération capitale et sans laquelle les autres seraient d'un effet nul. L'*Épilation* des cils déviés est toujours utile. Elle se pratique avec une pince spéciale à larges mors dite pince à cils.

Vous voyez combien sont variées les formes et les complications de la conjonctive granuleuse et combien sont délicates les indications du traitement dans chaque cas particulier. Chaque ophthalmologiste a cru trouver un traitement héroïque des granulations, puis n'a pas tardé à s'apercevoir de son inanité. Il n'y a pas de traitement, mais des traitements, c'est ce que j'ai essayé de montrer dans cette leçon et de résumer dans le tableau suivant :

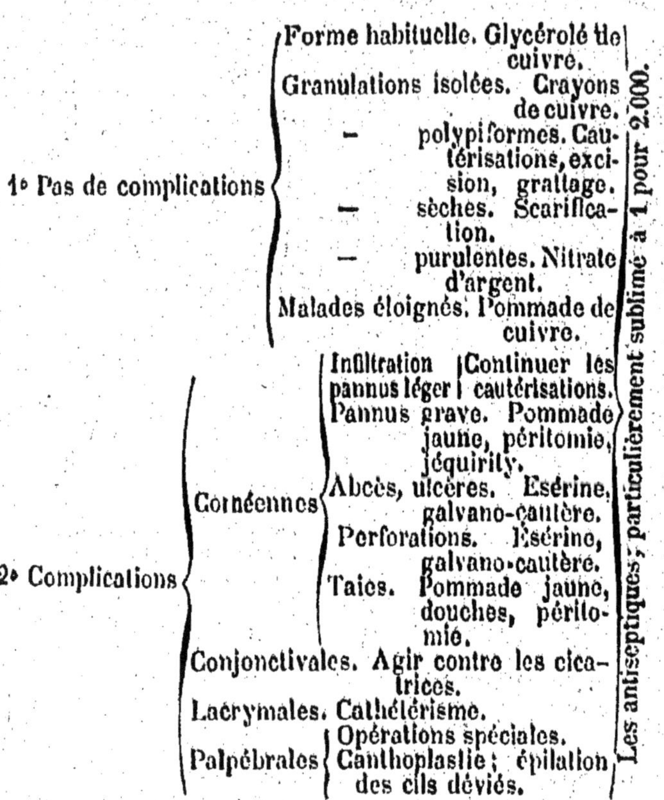

- 1° Pas de complications
  - Forme habituelle. Glycérolé de cuivre.
  - Granulations isolées. Crayons de cuivre.
  - — polypiformes. Cautérisations, excision, grattage.
  - — sèches. Scarification.
  - — purulentes. Nitrate d'argent.
  - Malades éloignés. Pommade de cuivre.
- 2° Complications
  - Cornéennes
    - Infiltration pannus léger — Continuer les cautérisations.
    - Pannus grave. Pommade jaune, péritomie, jéquirity.
    - Abcès, ulcères. Esérine, galvano-cautère.
    - Perforations. Esérine, galvano-cautère.
    - Taies. Pommade jaune, douches, péritomie.
  - Conjonctivales. Agir contre les cicatrices.
  - Lacrymales. Cathétérisme.
  - Palpébrales
    - Opérations spéciales.
    - Canthoplastie ; épilation des cils déviés.

Les antiseptiques ; particulièrement sublimé à 1 pour 2.000.

RÉSUMÉ DU TRAITEMENT DES CONJONCTIVITES.

C. *hyperémique.* — Éviter les causes nocives, eau boriquée, sulfate de zinc 1 pour 100.

C. *phlycténulaire.* — Pommade à l'oxyde jaune d'hydrargyre.

C. *catharrhale.* — Eau boriquée, pulvérisations d'eau phéniquée à 1 pour 100 ; nitrate d'argent à 1 pour 100 étalé au pinceau.

C. *purulente.* — Compresses glacées d'eau boriquée ; lavages au sublimé à 1 pour 2.000. Cautérisations au pinceau avec nitrate d'argent à 2 ou 3 pour 100.

C. *granuleuse.* — Sublimé, cautérisations au pinceau avec le glycérolé de cuivre à 1 gramme pour 10 grammes.

SEPTIÈME LEÇON

Kératites.

Les ophthalmologistes se sont plu à décrire de nombreuses variétés de kératites. Les inflammations cornéennes paraissent, au premier abord, par la diversité des aspects qu'elles présentent, justifier l'abondance des termes qui servent à les caractériser. Je crois pourtant qu'au point de vue clinique et surtout thérapeutique on peut les ranger en quatre groupes principaux suivant qu'il existe sur la membrane transparente une saillie, une simple infiltration, une perte de substance ou que les altérations siégent dans son épaisseur même. Jetez un coup d'œil sur la figure schématique que je vous soumets et vous n'aurez aucune peine à saisir les différences essentielles qui existent entre les variétés groupées dans ce tableau.

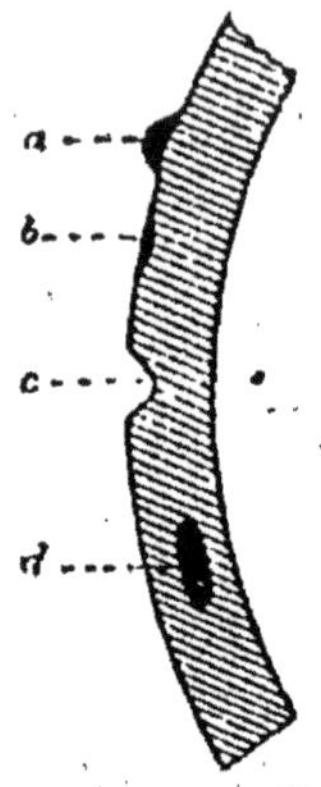

1° Kératite avec élevure (*a*)		K. phlycténulaire. K. herpétique.
2° Kératites superficielles, planes (*b*)		K. superficielle non vasculaire. K. superficielle vasculaire, abcès de la cornée
3° Kératites ulcéreuses (*c*)	superficielles profondes	Infectieuse ou non infectieuse.
4° Kératites interstitielles (*d*).		

Toutes ces variétés peuvent aboutir à la restitution intégrale de la cornée, sans perte de transparence ou laisser après elles des opacités dites taies ou leucômes.

Voici quelques indications utiles au diagnostic. Les kératites ont un certain nombre de symptômes communs tels que photophobie, blépharospasme, injection plus ou moins vive, douleurs, larmoiement, l'examen de la cornée permet seul de les différencier. N'oubliez jamais que c'est en plaçant le malade de profil que, sans instrument spécial, vous prendrez la meilleure notion de l'état de la membrane. Si le cas est difficile vous devez toujours avoir recours à l'éclairage oblique c'est-à-dire qu'à l'aide d'une loupe placée entre un foyer lumineux, une lampe par exemple et l'organe malade vous concentrez sur celui-ci des rayons lumineux qui éclairent toute l'épaisseur de la cornée, la chambre antérieure, l'iris et le cristallin. Ce mode d'examen vous permettra en vous faisant connaître le siége du moindre trouble cornéen de distinguer entre elles les kératites et de ne les point confondre avec une simple conjonctivite, avec une iritis, avec une sclérite, affections dans lesquelles la cornée est indemne. Dans l'iritis séreuse l'altération pointillée de la membrane de Descemet pourrait faire croire à une kératite, n'étaient la transparence des couches superficielles de la cornée et la présence de

6

troubles iriens. Quelques sclérites s'accompagnent d'une infiltration cornéenne qui sera rapportée à sa cause véritable grâce à la coloration violacée de la sclérotique sur laquelle on trouvera aussi, souvent de véritables boutons.

Chez l'adulte l'examen cornéen est aisé, chez l'enfant il est parfois hérissé de difficultés. Voici comment les choses se passent :

Un enfant qui généralement relève d'une fièvre éruptive, vient de subir une poussée d'impétigo ou d'eczéma scrofuleux, se plaint de ne plus pouvoir supporter le grand jour ; ses yeux rougissent, pleurent, ses paupières clignent fréquemmènt, puis se ferment dans une stricture intense.

Le petit malade souffre, baisse la tête, protége ses yeux avec la main ou avec l'avant-bras, se dérobe à toute clarté, à tout attouchement. L'examen des yeux est alors difficile, l'enfant se défend, les paupières sont humides et se ferment énergiquement. Dans quelques cas on arrivera à les ouvrir en les essuyant et en se garnissant les doigts avec un linge de toile qui évitera le glissement de la pulpe. Le plus souvent on devra employer l'écarteur ou le releveur qui permettra une observation plus rigoureuse.

Pour ce faire, on placera entre ses jambes la tête de l'enfant dont on fera tenir les membres par la mère ou la gouvernante. La main gauche appuiera légèrement un peu au-dessus du bord ciliaire de la paupière supérieure de façon à le faire saillir en avant, tandis que la droite engageant la partie courbe du releveur sous la face profonde de la paupière attirera le manche de l'instrument; l'œil deviendra alors facilement explorable.

La conjonctive apparaîtra rouge, injectée ; la cornée montrera un dépoli, une irrégularité, un changement de coloration quelconque, une kératite enfin qu'on aura découverte guidé par les symptômes précédemment indiqués. De ceux-ci le plus important est, sans contredit, le blépharospasme qui décèle presqu'à coup sûr une lésion cornéenne et qui, par conséquent, commandera toujours une exploration minutieuse.

KÉRATITE PHLYCTÉNULAIRE

La kératite phlycténulaire se distingue par la présence de petites phlyctènes isolées ou confluentes sur la cornée et sur le limbe scléro-cornéen. Il y a peu de vaisseaux sur la membrane transparente à moins qu'un faisceau vasculaire n'aille rejoindre une phlyctène (K. en bandelette).

Le danger de cette affection est la transformation de la phlyctène après rupture en ulcère ou en abcès.

Pour combattre cette kératite on introduira une fois par jour dans l'œil avec un petit pinceau gros comme un grain de blé de la pommade suivante :

Vaseline.	5 gr.
Oxyde jaune d'hydrargyre	0 gr. 25 centigr.

On mettra trois fois par jour sur l'œil pendant un quart d'heure des compresses chaudes trempées dans la solution

Acide borique	12 gr.
Eau	300 gr.

On proscrira l'usage du bandeau qui augmente le blépharospasme ; on permettra les lunettes fumées.

Si le spasme palpébral est trop intense on fendra l'angle externe des paupières soit d'un coup de ciseaux soit avec le galvanocautère ; le conseil devra être suivi dans toutes les variétés de kératites où ce phénomène se produit.

J'ai vu après cette petite opération guérir en cinq à six jours des enfants qu'on traitait en vain depuis plusieurs semaines.

Quelquefois le blépharospasme constitue à lui seul presque toute la maladie, la cornée n'offrant que des altérations imperceptibles.

Contre l'*élément douleur* on prescrira des frictions faites autour de l'orbite avec la pommade suivante :

Onguent mercuriel.	10 grammes.
Extrait de belladone. . . .	3 »

A renouveler matin et soir.

On donnera encore le *traitement général*, antistrumeux spécialement l'huile de foie de morue. Il ne faut jamais donner à l'intérieur en même temps que la pommade à l'oxyde jaune, de l'iode ou un iodure qui formerait dans le cul-de-sac conjonctival une combinaison (biodure) néfaste pour l'œil.

S'il y avait tendance à l'ulcération ou à l'abcès, on suspendrait la pommade qu'on remplacerait par le collyre suivant :

Eau.	10 gr.
Nitrate de pilocarpine.	0,05 cent. à 0,15 cent.

Et on insisterait sur les fomentations chaudes. Les vésicatoires et le collyre à l'atropine dont on a tant abusé dans la kératite phlycténulaire doivent être repoussés comme inutiles, voire même nuisibles.

KÉRATITE HERPÉTIQUE

Elle est constituée quand naît sur la cornée une bulle, qui en crevant laisse souvent après elle une ulcération.

Son traitement est le même que celui de la kératite ulcéreuse.

KÉRATITE SUPERFICIELLE

A. — *La kératite superficielle non vasculaire* est caractérisée par l'apparition de petites opacités très limitées s'accompagnant d'une réaction inflammatoire plus ou moins intense.

Si cette réaction est très marquée on prescrira 3 instillations par jour de collyre à la pilocarpine et on ordonnera 4 ou 5 applications de compresses chaudes boriquées.

Si elle est peu vive on pourra mettre dans l'œil une fois par jour un peu de la pommade à l'oxyde jaune à faible dose, soit 0 gr. 10 centigrammes à 0 gr. 20 centigrammes pour 10 grammes.

Si cette pommade est mal tolérée on la supprimera pour la remplacer par le collyre à la pilocarpine. Si elle est bien supportée on augmente la dose jusqu'à 0 gr. 50 centigrammes pour 10 grammes. Les compresses chaudes sont encore indiquées.

B. — *La kératite superficielle vasculaire,* dans laquelle apparaissent des vaisseaux sur la cornée devra toujours être traitée par la pommade à l'oxyde jaune à forte dose soit 0 gr.50 centigrammes pour 5 grammes.

On n'ordonnera pas de compresses chaudes qui augmenteraient la vascularisation de la cornée, on se bornera à laver l'œil cinq à six fois par jour avec une solution dégourdie ainsi formulée.

Eau	350 gr.
Acide phénique . . .	1 gr. 50

Il faudra s'assurer que cette kératite n'est pas produite par un corps étranger, qu'on extrairait, par des cils déviés qu'on arracherait, par des granulations calcaires de la conjonctive palpébrale qu'on énucléerait.

Elle est très souvent amenée par le frottement des granulations conjonctivales (pannus granuleux), et siége alors sur la partie supérieure de la cornée. Elle ne réclame pas dans ce cas d'autre traitement que celui qu'on dirige contre les granulations. Elle cède à mesure que celles-ci s'affaissent sous l'influence des cautérisations cupriques.

Je ne saurais trop vous engager à toujours retourner les paupières des individus porteurs de kératites localisées à la portion élevée de la cornée. Quand la kératite vasculaire est rebelle, on peut l'attaquer au moyen de la circoncision de la conjonctive, de la péritomie ignée ou sillon tracé autour de la cornée en dehors du limbe avec le galvano ou le thermo-cautère. Ces opérations ont pour but la section des vaisseaux.

La canthoplastie s'impose dès que les fentes palpébrales semblent rétrécies.

Je traiterai des *abcès de la cornée* après l'étude des ulcères dont ils se rapprochent au point de vue étiologique et thérapeutique.

KÉRATITE ULCÉREUSE

La kératite ulcéreuse s'accompagne de larmoiement, de photophobie, de douleur assez vive. Elle se reconnaît aisément à la perte de substance de la membrane toujours visible à l'éclairage oblique.

On en distingue trois variétés.

1° La kératite ulcéreuse superficielle qui succède à des phlyctènes ou survient d'emblée sous une influence diathésique et guérit facilement.

2° La kératite ulcéreuse profonde qui ne cède guère sans laisser de leucomes et amène parfois des perforations de la cornée.

3° La kératite ulcéreuse infectieuse (infection microbienne, conjonctivite purulente, dacryocystite) qui s'accompagne souvent d'infiltration purulente de la membrane et d'hypopion.

Dans toutes ces variétés, il faudra amener une antisepsie aussi rigoureuse que possible de l'œil et des culs-de-sac conjonctivaux, en faisant placer en permanence sur l'organe malade des compresses chaudes trempées dans la solution saturée d'eau boriquée, et en faisant toutes les heures (dans les cas graves) des lavages avec la solution :

Eau . . . . 500 gr.
Sublimé. . . . . . . 0 gr. 25 cent.

qu'on emploiera tiède et qu'on fera couler entre les paupières au moyen d'un petit tampon de coton hydrophile largement imbibé. A l'intérieur on donnera avant chacun des deux principaux repas un des cachets :

Sulfate de quinine . . 0 gr. 30 cent.
pour un cachet.

On s'inquiétera de la *cause* de l'ulcération, et on prescrira un traitement s'y adressant. Par exemple on donnera, l'huile de foie de morue, s'il s'agit d'une affection scrofuleuse ; on cautérisera la conjonctive avec le nitrate d'argent si l'ulcère est dû à une conjonctivite purulente, avec le glycérolé de cuivre, s'il est amené par une ophthalmie granuleuse ; on pratiquera le catéthérisme et le lavage des voies lacrymales en cas de dacryocystite.

Les affections lacrymales sont une des causes les plus fréquentes des kératites ulcéreuses ; retenez bien ce fait capital. Comme je l'ai signalé, les ulcérations nasales, l'ozène, peuvent jouer le même rôle pathogénique avec une intégrité apparente des voies des larmes; dans ce cas on devra désinfecter rigoureusement les cavités du nez.

Trois fois par jour on instillera dans l'œil 2 à 3 gouttes du collyre :

Eau.	10 gr.
Salycilate d'ésérine.	0. gr. 50. cent.

Quand l'ulcère tendra vers la guérison on ne fera plus que deux instillations par jour de ce collyre et on mettra le soir au coucher entre les paupières un peu de la pommade suivante :

Vaseline.	5 gr.
Iodoforme pulvérisé finement. .	0 gr. 50 cent.

Dans les cas graves une rondelle de lint antiseptique trempée dans le sublimé sera maintenue nuit et jour sur l'œil par un bandage compressif; l'ésérine sera instillée quatre fois par jour et l'on touchera la surface de l'ulcère avec une pointe de galvano-cautère. On insistera sur le sulfate de quinine à l'intérieur.

En cas d'*hypopion*, mêmes soins ; y ajouter

la ponction de la cornée avec le couteau triangulaire, ou l'opération de Sœmish qui consiste à fendre l'ulcère en deux parties égales, ou l'ouverture de la chambre antérieure au galvano-cautère.

Après ces opérations lavez l'œil au sublimé, instillez l'ésérine, puis placez un pansement antiseptique.

ABCÈS DE LA CORNÉE

Les abcès de la cornée se révèlent par l'apparition sur cette membrane d'une teinte variant du gris blanc au jaune pâle quand l'abcès est superficiel et localisé ; parfois le pus s'infiltre dans les lames et il existe une nappe jaunâtre et étalée.

Les abcès font courir à l'œil les mêmes dangers que les ulcères et sont justiciables du même traitement.

Une remarque fort utile : toutes les fois qu'on craindra une *perforation* spontanée de la cornée on pratiquera soi-même cette perforation avec la pointe du galvano-cautère ou une aiguille chauffée au rouge sombre. On réglera ainsi la situation et l'étendue de l'ouverture et on diminuera ses dangers.

KÉRATITE INTERSTITIELLE

Dans la kératite interstitielle ou parenchymateuse, des opacités diffuses apparaissent dans la cornée. Des points opaques gris ou jaunes, d'abord isolés, se réunissent et envahissent toute l'épaisseur de la membrane qui prend une teinte grise ou porcelainée. Dans d'autres variétés la cornée est parcourue par une grande quantité de néovaisseaux et offre une teinte rouge uniforme.

Cette affection dure de 2 mois à 1 an, de sorte qu'elle met à l'épreuve la patience du malade et celle du médecin. Elle atteint le plus souvent les deux yeux.

Elle guérit presque toujours complétement. Le plus souvent elle est attribuable à la syphilis héréditaire, parfois à la scrofule (??)

Le traitement sera continué fort longtemps sans découragement.

Localement on instillera 2 fois par jour 2 à 3 gouttes du collyre.

Eau.	10 gr.
Sulfate neutre d'atropine.	0 g. 05 à 0 g. 10 c.

En même temps on fera usage de compresses chaudes pendant un quart d'heure, 4 à 5 fois par jour et de douches de vapeur projetées 5 minutes tous les matins sur les paupières entr'ouvertes protégées par un morceau de tarlatane.

Le traitement général a ici une grande importance; on prescrira les fortifiants (vin de quinquina, huile de foie de morue, teinture d'iode), qu'on alternera avec les antisyphilitiques quand l'hérédité sera prouvée. On donnera dans ce cas 1 à 4 grammes d'iodure de potassium par jour et on fera des frictions avec 2 à 3 grammes d'onguent napolitain par séries de 6 à 8 interrompues par 6 à 8 jours de repos. Abadie s'est bien trouvé d'injections sous-cutanées de bichlorure de mercure. Une saison à Salies de

Béarn aidera beaucoup à la résorption des exsudats.

TAIES DE LA CORNÉE

Par tous les moyens que nous venons d'énumérer on réussira souvent à amener la résorption complète des infiltrations, mais il se peut que, malgré la médication la mieux conduite, il persiste une taie cornéenne.

En face de cet accident, on ne restera pas désarmé ; on devra bien se pénétrer de cette notion qu'une taie récente surtout chez l'enfant cède le plus souvent aux efforts du médecin.

L'emploi prolongé de la pommade à l'oxyde jaune, les instillations d'une goutte de laudanum tous les jours, les insufflations de calomel en poudre, les douches de vapeurs suivant la méthode déjà indiquée, le massage pratiqué à travers la paupière sont des moyens qu'on ne saurait trop recommander. On restera quelquefois étonné des résultats obtenus. Il faut savoir persister dans l'emploi de ces diverses médications et ne s'avouer vaincu qu'à la dernière extrémité.

INDICATIONS THÉRAPEUTIQUES DANS LES KÉRATITES

Pour terminer, je crois devoir donner un tableau montrant les indications des principaux médicaments employés dans le traitement des kératites.

Pommade à l'oxyde jaune	Kér. phlycténulaire. Kér. superficielle vasculaire. Taies de cornées.
Pilocarpine (azotate de).	K. superficielle non vasculaire.
Ésérine	Ulcères de la cornée. Abcès de la cornée. Kér. herpétique.
Atropine	Kér. interstitielle.

HUITIÈME LEÇON

Iritis.

L'inflammation de l'iris est une des affections les plus fréquentes et les plus sérieuses du globe oculaire. Elle tire son danger principal de la possibilité des adhérences qui se forment entre la face postérieure de l'iris et la capsule cristallinienne et qui expliquent les obstructions pupillaires, les poussées successives d'irido-choroïdite, qui suivent les iritis quelquefois les plus simples en apparence.

Avant d'entrer dans le cœur de notre sujet rappelons qu'on distingue plusieurs formes d'iritis.

1° *L'iritis simple* caractérisée par le changement de couleur de l'iris, le gonflement de cette membrane, le trouble de l'humeur aqueuse et la dilatation irrégulière de la pupille, de l'injection périkératique et des douleurs circum-orbitaires assez intenses. En examinant soigneusement la cornée à l'éclairage oblique vous éviterez de confondre cette affection avec la kératite. En étudiant les troubles iriens par le même procédé, en instillant un peu d'atropine qui dévoile la dilatation irrégulière du sphincter, vous ne prendrez pas l'iritis pour une simple conjonctivite ou pour une épisclérite.

2° *L'Iritis séreuse* se distingue par le peu d'intensité de l'injection périkératique, par un trouble très marqué de l'humeur aqueuse et par des dépôts pointillés sur la membrane de Descemet ; la pression intra-oculaire augmente souvent. On prend aisément cette variété pour une kératite, mais quelques gouttes d'atropine, qui révèlent les synéchies, aidées de l'éclairage oblique qui montre que les troubles cornéens sont profonds viennent à bout de l'erreur.

Vous vous rappellerez que dans le glaucome aigu ou subaigu la tension intra-oculaire est plus élevée, et que la pupille est dilatée, alors que dans l'iritis séreuse elle est plutôt contractée.

3° L'*Iritis parenchymateuse* qu'on reconnaîtra à une vive injection périkératique et à l'abondance des exsudats et des synéchies.

4° L'*Iritis suppurative* qui n'est qu'une sous-variété de la précédente et s'accompagne d'hypopion.

5° L'*Iritis chronique* souvent insidieuse et qui veut être recherchée.

Voici un tableau qui vous permettra d'attribuer à chaque variété d'iritis ses caractères propres.

Signes	I. simple	I. séreuse	I. parenchymateuse	I. suppurative	I. insidieuse
Injection périkératique	vive	peu marquée	vive	vive	très peu intense
Changement de couleur de l'iris	marqué	peu marqué	très accentué	très accentué	à peine visible
Troubl3 de l'humeur aqueuse	à peine marqué	très marqué	à peine marqué	à peine marqué	nul
Déformation de la pupille	marquée	moyennement marquée	très sensible	très sensible	peu visible
Signes particuliers	pas	Kératite ponctuée Élévation de tension	Gonflement de l'iris Exsudats Synéchies	Gonflement et exsudats abondants	pas

Il serait fort utile pour le clinicien de pouvoir diagnostiquer la cause de l'inflammation irienne d'après la forme de l'iritis; malheureusement cette précision ne peut être admise ; dans une sérieuse observation, l'examen général du patient doit toujours être rigoureusement pratiqué. Il y a pourtant quelques signes de probabilité. C'est ainsi que chez les syphilitiques, la forme parenchymateuse est fréquente, que chez les rhumatisants et les blennorrhagiques on voit surtout la forme simple ou la forme séreuse, tandis que chez les goutteux il y a souvent un hypohéma ou épanchement de sang dans la chambre antérieure. Le traumatisme amène de préférence l'iritis suppurative ; l'hérédo-syphilis, l'iritis torpide, insidieuse.

Je vais d'abord vous exposer le traitement de l'iritis simple ; vous trouverez dans ce paragraphe les détails nécessaires pour conduire à bien la plupart des iritis que vous aurez à soigner. Pour être complet, il me suffira de vous donner ensuite les modifications à apporter au traitement dans chaque variété. Donc :

A. — Dans la variété simple, et quelles que soient la forme et la cause, voici les principales règles thérapeutiques.

Avant tout on *devra éviter les synéchies*, ce qui se fera à l'aide des mydriatiques, spécialement au moyen de l'atropine, vrai médicament irien.

Au début on prescrira 4 à 6 instillations par jour du collyre :

Eau. . . . . 10 gr.
Sulfate neutre d'atropine 0,05 à 0,10 centigr.

Il y a grand avantage à sidérer l'iris d'emblée et avoir le plus tôt possible une mydriase maxima ; je préfère friser l'intoxication atropinique les premiers jours, quitte à diminuer le nombre des instillations les jours suivants. En somme *il faut dilater la pupille et la maintenir dilatée à tout prix* ; il n'y a pas d'autre règle de conduite.

A mesure que l'injection périkératique diminuera, on se départira de la rigueur première, mais je recommande bien de ne cesser les instillations de collyre que lorsque *l'œil sera blanc* depuis au moins quinze jours ou trois semaines.

On ne les cessera jamais brusquement, on en diminuera progressivement le nombre.

Si vous rencontrez des malades inintelligents, incapables d'instiller convenablement les gouttes du collyre, vous pouvez prescrire l'atropine sous la forme d'une pommade à introduire plusieurs fois par jour dans l'œil.

Vaseline pure	10 gr.
Sulfate neutre d'atropine. . .	0, 10 centigr.

ou sous celle de compresses chaudes.

Eau	50 gr.
Sulfate neutre d'atropine. . .	0, 25 centigr.

en verser une cuillerée dans un bol d'eau chaude qui servira aux affusions.

Quelquefois malgré l'atropine la pupille ne se dilate pas ; il est rare que cette résistance aux mydriatiques persiste après une ponction de la chambre antérieure faite avec le couteau lancéolaire.

En même temps qu'on usera du collyre on mettra 3 ou 4 fois par jour des compresses chaudes trempées dans la solution :

Eau. . . . . 500 gr.
Acide borique. . . . . 18 gr.

La nuit on remplacera les compresses par l'application sur l'œil d'un tampon de coton hydrophile ; c'est ce même tampon qui abritera l'organe malade au cas ou le patient serait obligé de sortir ; le froid est un grand ennemi de l'iris.

Le collyre à l'atropine amène parfois des *phénomènes toxiques généraux*, vertiges, sécheresse de la gorge, nausées.

On les évitera en mettant le doigt sur le sac lacrymal au moment des instillations, en engageant le malade à cracher au même instant au lieu d'avaler sa salive.

On les combattera par l'injection de morphine, par des gargarismes faits avec du café noir, en remplaçant le collyre à l'atropine par le suivant :

Eau. . . . . 10 gr.
Sulfate de duboisine 0,05 cent.

L'emploi prolongé de l'atropine produit chez certains individus une intoxication locale ou conjonctivite folliculaire assez douloureuse qui révèle l'intolérance de la muqueuse: les solutions d'acide borique a 4 pour 100 et de sublimé à 1 pour 2000 préviennent cette altération ou en amoindrissent les fâcheux effets.

Contre la douleur de l'iritis on prescrira une sangsue à la tempe, l'injection de morphine, des frictions faites autour de l'orbite avec la pommade:

Onguent hydrargyrique.	10 gr.
Extrait de belladone .	5 gr.

et aussi des compresses trempées dans l'infusion de belladone et de jusquiame.

Contre l'insomnie, on donnera le bromure de potassium, le bromidia, les pilules d'extrait thébaïque et surtout le chloral qui semble ici réussir particulièrement.

B. — Dans la forme séreuse, la tension intra-oculaire s'élevant facilement, il faudra surveiller l'emploi de la solution d'atropine (qui augmente cette tension) et au moindre signe d'excès de pression la remplacer par ce collyre.

Eau.	10 gr.
Chlorhydrate d'homatropine. .	0 gr. 05 c.

au besoin, si l'élévation de pression continuait malgré ce changement, par le collyre à l'ésérine ou à la pilocarpine (0 gr. 05 centigr. pour 10 gr.)

Dans l'iritis séreuse on ne doit jamais faire plus de deux instillations d'atropine par jour ; mieux vaut une mydriase incomplète qu'une attaque glaucomateuse.

Dans cette forme les purgatifs salins, les boissons théïques, chaudes ou sudorifiques, les diurétiques sont absolument indiqués.

On a aussi recommandé les injections sous-cutanées de nitrate de pilocarpine.

C. — Dans la forme parenchymateuse on insistera au contraire sur l'emploi de l'atropine dont les instillations seront aussi fréquentes que possible ; on prescrira les préparations hydrargyriques, même s'il n'y a pas syphilis, sous forme de frictions ou de pilules de sublimé.

D. — Dans la forme suppurative, l'emploi du sulfate de quinine est à recommander à l'intérieur.

Localement on abusera de la chaleur humide et on instillera 2 ou 3 gouttes 3 fois par jour, du collyre :

Eau	10 gr.
Sulfate neutre d'ésérine .	0,05 centig.

E.— Dans la forme chronique pour rompre les synéchies on instillera alternativement l'atropine et l'ésérine et au besoin on pratiquera l'iridectomie, s'il y a des poussées fréquentes, si l'œil tend à s'atrophier, s'il y a tendance au glaucome et autant que possible dans une période de calme oculaire.

Presque toutes les formes d'iritis peuvent se compliquer de choroïdite. Sans modifier le traitement local, on insistera sur les frictions mercurielles et les purgatifs.

Vous ne négligerez jamais *le traitement de la cause de l'iritis*. Au syphilitique vous prescrirez les pilules de sublimé, le sirop de Gibert, mais surtout l'iodure de potassium et les frictions. Dans les cas graves vous serez autorisés à pratiquer les injections sous-cutanées de bichlorure ou d'huile grise. Vous ferez prendre au rhumatisant le sulfate de quinine ou le salycilate de soude; au goutteux, le salycilate de lithine, les granules de colchicine (1 à 4 millig. par jour), voire même la liqueur Laville, etc... N'oubliez pas que l'iritis est un des phénomènes sympathiques les plus fréquents et qu'alors outre l'énucléation hâtive de l'œil dangereux vous devez insister sur les frictions mercurielles, tant que durera l'inflammation irido-choroïdienne. Enfin, rappelez-vous que l'iritis est parfois symptomatique de la présence d'une affection profonde (le décollement rétinien, par exemple), et que c'est contre cette affection que devront être dirigés tous vos efforts.

NEUVIÈME LEÇON

Sclérite et glaucôme.

I

SCLÉRITE.

La sclérite ou inflammation de la sclérotique peut affecter deux formes principales.

a. — Étendue sans limite précise à un segment du globe oculaire, elle lui communique une teinte rouge violacée spéciale et peut être appelée *sclé rite en nappe.*

b. — Plus limitée elle produit au voisinage du limbe scléro-cornéen une ou plusieurs élevures, dont la teinte vineuse ne disparaît pas à la pression ; elle porte alors le nom de *sclérite en bouton.*

La première variété ne sera confondue ni avec une simple hyperhémie conjonctivale, constituée par des vaisseaux plus superficiels et faciles à vider, ni avec l'injection péri-kératique de l'iritis très fine, régulièrement groupée autour de la cornée, toujours accompagnée de changements dans l'aspect de l'humeur aqueuse et de la membrane irienne.

La seconde se distingue de la phlyctène conjonctivale par sa coloration violacée permanente, par son volume souvent plus considérable, par l'absence du pinceau vasculaire en forme de triangle, par sa ténacité et sa longue durée.

La présence de l'élevure près du bord scléro-cornéen, en cas d'infiltration cornéenne consécutive, suffit, pour qu'on ne soit pas tenté de prendre cette infiltration pour une simple kératite.

La sclérite est remarquable par sa longue durée, par la facilité avec laquelle elle récidive et quelquefois par son apparition périodique.

Elle se complique aisément d'infiltration et de sclérose de la cornée et peut par des retours successifs amener des déformations du globe oculaire (scléro-choroïdite antérieure).

On a pu l'attribuer à la scrofule, à la syphilis, à des troubles utérins, spécialement à ceux de la ménopause, mais elle apparaît le plus souvent sous l'influence des diathèses rhumatismale ou goutteuse. Elle peut être le premier phénomène de la goutte héréditaire.

Nous allons étudier successivement le traitement général, puis le traitement local, qui sera ou médical ou chirurgical.

A. — *Traitement général.* — Ne vous attendez pas à m'entendre faire la nomenclature de tous les médicaments qui ont été prônés contre cette désespérante affection : je ne perdrai pas mon temps à des exhumations sans intérêt. Je ne crains même pas de vous avouer que parmi ceux que je vais mentionner vous n'en trouverez pas un dont l'action soit fidèle. L'iodure de potassium est encore un des meilleurs donné à la dose de 1 à 2 grammes par jour longtemps continuée. Le salycilate de soude (2 à 4 grammes), le salycilate de lithine (4 grammes), tant vantés et dont l'emploi parait si logique chez les arthritiques, sont bien peu actifs. La teinture de colchique, la colchicine (1 à 4 milligrammes) la poudre de Pistoia dont l'origine extra-médicale séduit les malades, sont-ils plus sûrs dans leurs effets? En tous cas il est logique de chercher à combattre la diathèse génératrice de la maladie. Aussi pourrez-vous recommander les eaux minérales de Vichy, les bains d'Aix, les bains de vapeurs, les sudations en étuve sèche, parfois l'hydrothérapie, enfin les massages généraux. L'usage des purgatifs drastiques, les injections sous-cutanées de pilocarpine ont été préconisés.

Un régime doux en rapport avec l'état général sera indiqué.

B. — Traitement local. — 1° *médical.* — On traite souvent la sclérite par l'emploi des compresses chaudes et du collyre à l'atropine. La chaleur humide me paraît peu convenir à ce genre d'affection ; je la remplace volontiers par la compression ouatée faite, la nuit surtout, avec un tampon de coton hydrophile bien sec et une bande de tricot. Le jour je me contente de prescrire le repos de l'organe et sa protection à l'aide d'un verre très légèrement fumé. La lecture le soir, spécialement au lit, doit être interdite. Vous obtiendrez assez souvent de bons effets d'une ou deux instillations par jour du collyre à l'atropine (0,03 centigr pour 10 gr.) lorsqu'il y a début d'infiltration cornéenne. S'il ne semble pas réussir remplacez-le par 2 ou 3 instillations journalières de :

Eau.	10 gr.
Nitrate de pilocarpine.	0 gr. 10 cent.

ou instillez le mydriatique le matin, le myotique le soir.

L'ésérine qui pourrait remplacer la pilocarpine amène facilement des poussées douloureuses.

Le massage local m'a procuré des succès. Pour le pratiquer vous introduirez entre les paupières un peu de vaseline, et avec la pulpe du pouce ou de l'index vous ferez à travers le voile palpébral une friction de quelques minutes au niveau de la partie malade.

2° *Chirurgical.* — C'est souvent le plus actif, c'est celui qui préviendra les accidents graves. Il consistera en pointes de feu très serrées mises sur la sclérotique ou en scarifications faites assez profondément sur les boutons dans le sens horizontal à l'aide d'un scarificateur de Desmarres. Ces petites opérations seront suivies d'une compression ouatée sèche maintenue jour et nuit pendant 4 à 5 jours. Elles pourront être renouvelées avec avantage après ce laps de temps.

En cas de sclérose de la cornée menaçante n'hésitez pas à pratiquer une ou plusieurs péritomies ignées, c'est-à-dire à circonscrire le limbe scléro-cornéen avec une pointe de galvano-cautère promenée sur la sclérotique dans toute l'étendue du mal.

Vous avez peut-être été étonnés de ne point m'entendre prononcer le mot d'*épisclérite,* c'est qu'en vérité j'eusse été fort embarrassé pour l'appliquer justement, n'ayant jamais bien compris la différence qui existe entre la sclérite et l'épisclérite. Pratiquement, c'est la même maladie.

II

GLAUCOME.

Le *glaucôme* se caractérise par l'élévation de la tension intra-oculaire, *phénomène capital*, par la diminution de profondeur de la chambre antérieure, la dilatation et l'immobilité de la pupille, le rétrécissement du champ visuel du côté nasal.

J'éprouve une assez grande difficulté à vous donner du glaucôme (j'aimerais à dire des glaucomes) une définition satisfaisante. Il est, en effet, assez difficile, de réunir les caractères de deux affections aussi cliniquement dissemblables que le *glaucôme aigu* et le *glaucôme chronique simple.*

Le premier à début brusque, accompagné de vives douleurs péri-orbitaires, d'injection sous-conjonctivale, de chémosis, de dureté considérable du globe, aboutissant facilement après une ou plusieurs attaques à la dégénérescence glaucomateuse, diffère notablement du second. Celui-ci passe souvent inaperçu ; peu douloureux il n'éveille l'attention du malade que quand le champ visuel est rétréci et que déjà la papille se montre excavée à l'ophthalmoscope,

Entre ces deux types si tranchés je place une variété intermédiaire, *le glaucôme chronique inflammatoire* qui participe des caractères de l'un et de l'autre. C'est le trait d'union sans lequel je ne consentirais jamais, même pour sacrifier aux conventions, à réunir ces maladies sous une même rubrique.

A la suite des enclavements de l'iris, des synéchies, des luxations du cristallin, des instillations inopportunes d'atropine, etc., des phénomènes glaucomateux peuvent se produire (douleur, élévation de tension), d'où la dénomination de glaucôme secondaire.

Le glaucôme hémorrhagique entraîne rapidement la perte de l'œil ; son nom indique sa caractéristique.

Le glaucôme est toujours une affection très-sérieuse. La forme aiguë doit être, sous peine de désastres irrémédiables, reconnue dans les premières heures.

Rappelez-vous qu'il y a dans cette variété deux signes capitaux : l'élévation de tension et la dilatation pupillaire, qui n'existent pas dans les conjonctivites, les iritis, les kératites qu'on pourrait confondre avec elles.

Surveillez attentivement la marche des iritis, des irido-choroïdites, et surtout l'emploi de l'atropine chez les individus d'un certain âge. Vérifiez fréquemment la tension du globe oculaire pour ne pas vous laisser surprendre par l'apparition d'un glaucôme secondaire. Vous n'oublierez jamais que là où son emploi est le plus justifié (iritis, synéchies), *l'atropine est un médicament dangereux capable à lui seul de produire des phénomènes glaucômateux très graves.*

Abordons le traitement qui peut être :

1° Médical.

2° Chirurgical.

1° *Traitement médical.* — *L'ésérine qui abaisse la tension intra-oculaire est le médicament anti-glaucômateux par excellence et peut toujours être employé avantageusement quelle que soit la forme du glaucôme.*

Dans le *glaucôme aigu* on instillera 1 à 2 gouttes d'une solution de 0,05 centigrammes pour 10 grammes toutes les 2 à 3 heures à partir du début de l'attaque ; on pourra ainsi enrayer les progrès du mal et préparer l'iridectomie. Le traitement par l'ésérine n'est alors qu'un traitement d'attente et devra être complété par l'intervention opératoire qu'on fera suivre de nouvelles instillations du collyre myotique.

Dans cette variété on recommandera le sulfate de quinine à l'intérieur (0,60 cent. à 1 gramme) le bromure de potassium, le chloral, les injections de morphine. On n'oubliera pas qu'il faut combattre activement l'élément douleur.

Dans le *glaucôme secondaire* on prescrira

encore l'ésérine ; dans le *glaucôme chronique* le même collyre sera ordonné, mais comme il devra être longtemps continué on ne l'instillera qu'une à deux fois par jour. Parfois il est mal supporté ; il amène des douleurs névralgiques ou de l'irritation conjonctivale il sera alors remplacé par le nitrate de pilocarpine à la dose de 0 gr. 10 cent pour 10 grammes, moins actif, mais mieux toléré.

L'emploi très prolongé des myotiques constitue jusqu'à présent le seul traitement efficace du glaucome chronique.

Le sulfate de quinine, l'antipyrine trouveraient leur indication en cas de poussées névralgiques.

Les iodures de potassium et de sodium mélangés au bromure peuvent rendre des services.

2° *Traitement chirurgical.* — Je ne veux pas ici vous décrire les opérations employées contre le glaucôme, mais je ne peux pas terminer cette leçon sans vous signaler les heureux effets de la sclérotomie et surtout de l'iridectomie qui se montre merveilleusement efficace dans le glaucôme aigu et dans certains glaucômes secondaires.

Si votre éducation médicale ne vous a pas rendus aptes à pratiquer une de ces opérations vous vous rappellerez que le *traitement d'urgence* du glaucôme consiste dans les instillations d'ésérine auxquelles vous joindrez très avantageusement une ponction de la chambre antérieure faite avec le couteau lancéolaire à arrêt.

DIXIÈME LEÇON

Opportunité de l'opération de la cataracte.

Vous m'avez souvent demandé de vous donner quelques notions très simples sur les indications de l'opération de la cataracte. Je ne sais pas de meilleur moyen de vous satisfaire que de répondre d'une façon très élémentaire aux questions que vous me posez le plus souvent. Je vais essayer d'être intelligible pour ceux qui ne veulent qu'effleurer ces études spéciales.

Comment reconnaît-on la présence d'une cataracte ? Quand l'affection est ancienne, le diagnostic est des plus faciles ; le champ pupillaire est occupé par le cristallin dont la couleur blanche, grisâtre ou jaunâtre tranche sur le bleu ou le brun de l'iris.

Si la cataracte n'est pas encore complète

ou si sa teinte n'est pas affirmative on aura recours à l'éclairage oblique, c'est-à-dire qu'à l'aide d'une lentille tenue obliquement entre l'œil et un foyer de lumière on concentrera sur la pupille un faisceau lumineux qui rendra visible le trouble du cristallin.

On emploiera encore le simple miroir ophthalmoscopique sans loupe et on ne tardera pas à constater que l'opacification du cristallin empêche d'éclairer le fond de l'œil dont la coloration rougeâtre n'apparaît plus. L'emploi de quelques gouttes de cocaïne à 1/20 facilitera l'examen en dilatant la pupille.

Comment reconnaît-on sa nature? A l'aspect, la cataracte molle est franchement blanche, la cataracte dure est jaune ambré ou noirâtre; la cataracte demi-molle est de teinte blanchâtre.

En général, les cataractes traumatiques, choroïdiennes, congénitales sont molles tandis que les cataractes séniles sont dures. Il ne faut pas oublier qu'une cataracte qui paraît molle peut posséder un noyau : ceci arrive parfois chez les enfants même.

La cataracte bien reconnue est-elle opérable ? Règle générale, une cataracte est opérable quand l'œil est sain (en dehors de la lésion du cristallin) et quand la santé du patient est suffisamment bonne. Parmi les circonstances propres à influencer la décision il y a donc :

1° Celles qui tiennent au globe oculaire ;

2° Celles qui dépendent du reste de l'organisme.

1° Une opération de cataracte ne peut donner de résultat satisfaisant qu'autant que le fond de l'œil est bon. On interrogera le malade sur ses antécédents héréditaires, les affections locales qu'il a pu avoir, l'état de sa vue avant l'apparition de la cataracte. Était-il myope, hypermétrope ?

Ainsi on pourra être mis sur la trace d'une ancienne atrophie papillaire, d'une vieille choroïdite, qui diminueraient singulièrement les effets heureux de l'opération. L'examen de l'autre œil, s'il n'est pas couvert, peut rendre un grand service, car souvent les affections profondes sont symétriques. Certaines cataractes, sont symptomatiques de maladies, telles que le glaucôme, le décollement de la rétine.

C'est alors que l'étude de la perception lumineuse est à recommander. On projettera sur l'œil un faisceau de lumière en priant le malade d'annoncer rapidement l'apparition de la lueur ; le miroir concave de l'ophthalmoscope vulgaire est parfait pour cet usage; on promènera dans toute l'étendue du champ visuel une bougie allumée.

Lorsque la perception sera imparfaite, trop localisée ou nulle, mieux vaudra déconseiller l'opération. Mauvaise en bas, elle indique le décollement rétinien, défectueuse en dedans le glaucôme chronique.

On instillera avec avantage l'atropine pour vérifier si la pupille est dilatable ; des synéchies trop considérables restreindraient les chances de succès.

On fera le palper de l'œil pour rechercher la tension à l'aide de deux doigts placés sur la partie la plus élevée de la paupière supérieure fermée. Un œil trop dur révélerait la présence d'un glaucôme, un œil trop mou un décollement rétinien ou une liquéfaction du corps vitré ; l'abstention serait donc indiquée. Toutes les lésions profondes ne sont pourtant pas une contre-indication à l'extraction du cristallin ; certains glaucômateux chroniques peu avancés, certains myopes atteints de scléro-choroïdite postérieure bénéficieront encore de l'opération et conserveront longtemps la faculté de se conduire.

La luxation du cristallin opacifié est une indication formelle de l'intervention.

On n'opérera pas en cas d'altération des annexes de l'œil ; une blépharite, une conjonctivite chronique, un larmoiement, à plus forte raison une dacryocystite rendraient indispensable un traitement préparatoire pour éviter la suppuration de la plaie cornéenne susceptible d'être infectée par les microbes pathogènes de la conjonctive ou des voies lacrymales ; cette dernière maladie est une contre-indication formelle à l'intervention.

2° Un examen attentif de l'état général des patients est indiqué. Il est rare qu'à l'âge où le cristallin s'opacifie, l'ensemble de l'organisme soit indemne de toute altération. Tel présentera les signes d'une artério-sclérose, tel autre sera un brightique, tel autre un diabétique confirmé. Celui-ci aura de la bronchite et de l'emphysème, celui-là une affection du cœur et du foie.

Je ne crois pas que ces divers états pathologiques soient une contre-indication rigoureuse à l'opération, mais on devra les prendre en sérieuse considération et ne tenter l'extraction qu'après avoir assuré les précautions nécessaires pour éviter un accident irrémédiable. Une hémorrhagie dans le corps vitré ou dans la chambre antérieure est-elle à craindre chez un scléreux, par exemple ? On pourra prévenir la complication par un traitement médical préparatoire, par des préparations d'ergotine données à l'intérieur ou en injections sous-cutanées quelques jours avant l'opération.

Chez le bronchitique on cherchera par la morphine et les opiacés à calmer les quintes de toux qui provoqueraient l'issue du corps vitré ou gêneraient la coaptation du lambeau.

Il arrive quelquefois que le traumatisme opératoire, si léger qu'il soit, détermine chez l'alcoolique une attaque de délirium tremens; on préviendra ce fâcheux événement en préparant le malade par une cure d'hydrothérapie, de bromure de potassium, de noix vomique, d'opiacés, en diminuant graduellement la dose des boissons ingérées.

Vous vous rappellerez qu'on a vu mourir d'hémorrhagie cérébrale des opérés de cataracte; quoique le fait soit très rare, vous n'opérerez qu'avec les plus grandes précautions et les réserves les plus prudentes, tout individu soupçonné de prédisposition spéciale, à plus forte raison déjà touché cérébralement (hémiplégiques, etc...).

La cataracte diabétique peut-elle être opérée ? Sans hésiter, je réponds oui, à condition de prescrire un régime rigoureux et de n'opérer que pendant un abaissement marqué de la quantité de sucre. Une saison à Vichy peut être une garantie de succès.

Chez les diabétiques, on ne peut le nier, on observait assez souvent des complications post-opératoires ; mais il faut proclamer hautement que, grâce à l'antisepsie, elles sont devenues de plus en plus rares. Le grand facteur des désastres réside dans l'infection de la plaie. Si nous supprimons cette cause par une antisepsie rigoureuse, les germes n'existant pas sur les lèvres de la section, il nous importera peu que le milieu soit plus ou moins favorable à leur développement. C'est là une grosse question sur laquelle je regrette de ne pouvoir insister. Plus j'avance dans la carrière, plus je me sens porté à opérer sans crainte les cataractes diabétiques, c'est vous dire que les succès m'ont encouragé ; à peine une iritis est-elle venue de temps en temps assombrir légèrement une statistique brillante.

Doit-on opérer avant la maturité de la cataracte ? Autant que possible on attendra que la cataracte soit bien mûre, c'est-à-dire que le champ pupillaire ne laisse plus passer de rayons lumineux, qu'on ne puisse plus avec le miroir, éclairer le fond de l'œil, et que le malade ne distingue plus que le jour et la nuit.

L'opération faite à la période de maturité offre bien plus de chances de succès. En effet il est plus aisé d'enlever les masses corticales qui ont une si grande tendance à former des cataractes secondaires.

Si le sujet ne peut voir assez pour gagner sa vie, on est autorisé à devancer l'heure de l'opération ; il est alors très avantageux de faire précéder l'extraction d'une iridectomie faite un mois ou deux avant la tentative finale.

L'iridectomie favorise la maturation, rend plus aisée l'issue des masses, assure un meilleur nettoyage de l'œil. Sans cette précaution on peut même opérer des cataractes non mûres avec de bons effets visuels ; mais je dois ici me faire l'apôtre des méthodes ultra-prudentes.

Doit-on opérer un œil quand l'autre est sain? L'opération ne doit être tentée que si l'œil opposé est déjà atteint de cataracte; en effet après l'extraction, l'œil opéré est devenu hypermétrope de 10 à 12 dioptries et a besoin pour voir d'un fort verre convexe. Le malade préférera toujours se servir de l'œil normal, et par suite ne verra toujours que d'un œil. On ne peut déroger à cette règle que quand le patient insiste lui-même pour être opéré ou se trouve dans certaines conditions qui rendent difficile un nouveau déplacement.

Doit-on opérer les deux yeux en même temps? Non, car des conditions défavorables peuvent agir sur les deux organes au même moment, conditions qui peuvent pour l'un des deux yeux ne plus exister plus tard. Si un échec survient lors de la première opération, le second œil reste comme une précieuse ressource.

Est-il jamais trop tard pour opérer? Non l'œil ne s'atrophie pas derrière une cataracte, j'ai eu un résultat des plus heureux chez un individu qui depuis 26 ans avait une double cataracte.

En résumé : On doit opérer quand l'œil et ses annexes sont sains, quand le sujet est bien portant, quand la cataracte est mûre, quand les deux yeux sont atteints, quand on est sûr de l'antisepsie. On n'opérera qu'un œil à la fois; il n'est jamais trop tard pour opérer.

ONZIÈME LEÇON

Voies Lacrymales.

J'ai à m'occuper aujourd'hui d'un important chapitre de thérapeutique oculaire. Vous savez tous combien est grande la fréquence des affections lacrymales et combien est direct leur retentissement sur les organes voisins.

L'année dernière, aux Quinze-Vingts, 255 opérations ont été pratiquées sur les voies lacrymales et dans le nombre n'est pas comprise la menue pratique journalière. Je me bornerai ici à esquisser rapidement les inconvénients de ces maladies.

Combien de blépharites, de phénomènes asthénopiques ne tiennent qu'à un trouble lacrymal et ne guérissent que grâce à un moyen thérapeutique en rapport avec leur cause !

J'ajouterai que les maladies de l'appareil lacrymal ont sous leur dépendance, des affections plus graves encore, kératites, ulcères infectieux des cornées et qu'elles rendent dangereuse toute opération portant sur le globe oculaire ; elles favorisent la suppuration du lambeau cornéen après l'opération de la cataracte.

J'ai voulu en quelques mots vous rappeler l'importance de ces affections ; je passe à l'étude de leur traitement. Remarquez que je dis traitement des affections lacrymales et non traitement du larmoiement. Celui-ci n'est qu'un symptôme commun à un certain nombre d'entre elles ; il n'est pas fatalement lié aux maladies qui nous occupent, ce qui me permet d'établir deux grands principes, dont vous reconnaîtrez l'importance.

1° Tout œil qui pleure n'est pas par cela même atteint d'affection des voies lacrymales.

2° Certains yeux ne pleurent pas et en sont atteints.

Tous les jours ne voyons-nous pas des yeux qui larmoient sous l'influence d'un simple grain de poussière, d'une conjonctivite, d'une kératite, d'une migraine, sans parler d'autres larmoiements réflexes (nervosisme, etc...); d'où la nécessité de ne jamais sonder un malade sans avoir écarté de prime-abord toutes ces causes d'erreur.

D'autres fois, les voies lacrymales sont intéressées, sans que le larmoiement s'impose à l'observateur.

Tantôt ce sera un malade ayant tous les symptômes de l'asthénopie, vous essayerez les verres correcteurs et n'obtiendrez aucune amélioration.

Tantôt ce sera une conjonctivite, une blépharite sur laquelle vous épuiserez tout l'arsenal thérapeutique, lotions, collyres, pommades, jusqu'à ce que vous-même ou un confrère plus heureux ayez songé aux voies lacrymales. Vous rencontrerez des individus atteints de catarrhe du sac chez lesquels l'épiphora sera à peine sensible.

Je ne multiplierai pas ces exemples, je

voulais seulement vous faire comprendre l'importance d'un examen minutieux ; là en effet est le secret de la réussite dans la plupart des cas.

Comment reconnaîtrez-vous ces formes frustes? A l'aspect légèrement humide de l'œil, à l'irritation de la conjonctive et de la paupière inférieure, surtout marquée dans le grand angle de l'œil.

Mais c'est avant tout un diagnostic par exclusion; si rien dans la réfraction de l'œil ou dans l'état de ses membranes ne justifie les symptômes accusés il peut être établi.

En nous plaçant au point de vue thérapeutique, nous pouvons dire dès maintenant qu'il existe rarement de l'obstruction *vraie* des voies lacrymales (sauf tumeurs ou lésions osseuses), mais il y a rétrécissement par gonflement hyperhémique de la muqueuse qui tapisse les parois. Puisqu'il n'y a pas d'obstruction, les indications du cathétérisme ne seront pas toujours formelles et varieront suivant la cause de la maladie lacrymale.

Les voies lacrymales sont composées, vous le savez, des points, des canalicules du sac et du canal nasal ; toutes ces parties peuvent être altérées, d'où origines diverses du larmoiement ou des autres symptômes.

Le traitement devra donc être institué d'après ces origines et étudié dans l'ordre anatomique :

A. — Points lacrymaux ;

B. — Canalicules et leur orifice interne ;

C. — Sac lacrymal ;

D. — Canal nasal et son orifice inférieur.

Il faudra toujours commencer par explorer les points ; s'ils sont sains examiner successivement les canalicules, le sac, le canal nasal et son orifice inférieur ; localiser par exclusion le siége et le point de départ de la maladie.

Rappelez-vous que les voies lacrymales se continuent en haut avec la conjonctive, en bas avec la muqueuse nasale, d'où ce principe de pathologie locale.

1° Toutes les affections de la conjonctive retentissent surtout sur les voies lacrymales supérieures, c'est-à-dire sur les points et les canalicules ;

2° Toutes les affections du nez, surtout sur les voies lacrymales inférieures, sur le sac et le canal nasal.

D'où la nécessité de traiter en même temps que la muqueuse lacrymale les deux muqueuses voisines.

A. — Points lacrymaux. — Les larmes ne peuvent pénétrer dans les points lacrymaux, s'il y a :

1° Anomalies ;

2° Défauts de perméabilité ;

3° Déviation de ces points.

1° *Anomalie des points.* — En cas d'*obstruction congénitale*, on rétablira l'ouverture avec le petit stylet conique, introduit d'après les règles tracées plus loin. S'il y a un point lacrymal surnuméraire, les larmes entrant par un point ressortent par l'autre ; en réunissant les deux points par une incision faite avec le couteau de Weber on corrigera cet inconvénient.

2° *Défauts de perméabilité des points.* — Il

s'observe à la suite des conjonctivites, blépharites, brûlures, traumatisme, ou d'un développement exagéré de la caroncule lacrymale (cause peu connue).

On traitera les blépharites ou conjonctivites, on excisera la caroncule s'il y a lieu, mais on devra surtout rétablir la perméabilité des points lacrymaux.

A cet effet, vous pourrez y introduire, soit le stylet conique, si le point est déjà entr'ouvert, soit un stylet spécial que j'ai fait faire et appelé *dilatateur lacrymal à manche.* Il est plus commode, dans les cas d'oblitération complète, car il est muni d'un manche qui en rend le maniement aisé et d'une pointe fine légèrement recourbée qui facilite la recherche du point et l'introduction de l'outil.

Pour trouver le point lacrymal inférieur, qui est le plus fréquemment en cause, il faut ectropionner légèrement les paupières et rechercher une petite saillie dont on constate l'emplacement en comparant les deux yeux et la distance qui sépare les points normaux des angles internes.

L'éclairage oblique facilite cette recherche en révélant sur le bord palpébral l'existence d'un léger reflet qui indique l'entrée du point. L'introduction du stylet suffit pour guérir un grand nombre de larmoiements qui tiennent à un défaut de perméabilité du point ; elle peut être répétée plusieurs fois.

Voici comment on pratique cette petite opération : de la main gauche on exerce sur la partie interne de la paupière inférieure une traction légère en bas et en dehors, de telle sorte que l'orifice du point lacrymal se présente naturellement. La main droite armée du stylet en dirige la pointe, d'abord verticalement pour pénétrer dans le point, puis horizontalement suivant le trajet du canalicule.

On découvrira le point supérieur en exerçant une traction verticale en haut sur la partie interne du bord palpébral supérieur.

3° *Déviation des points.* — Un point normalement situé ne devant pas être vu d'un observateur qui n'ectropionne pas légèrement la paupière, les points étant tournés en arrière vers le lac lacrymal, tout point qui est visible sans la petite manœuvre indiquée peut être tenu pour dévié.

On comprend lorsque la déviation existe comme dans l'entropion, l'ectropion, le relâchement ou le rétrécissement des paupières, le lagophtalmos paralytique, la flaccidité cutanée des vieillards, que les larmes ne peuvent pénétrer dans leurs canaux conducteurs.

Ici, il ne saurait être question de cathétérisme, puisqu'il n'y a pas d'obstacle

Au point de vue du traitement deux cas peuvent se présenter :

1° S'il y a éversion sans altérations palpébrales notables, on reportera l'orifice en arrière, c'est-à-dire dans sa situation normale; on incisera le point avec un couteau de Weber, en dirigeant le tranchant vers le globe en dedans et un peu en bas, de façon à former une gouttière apte à recevoir les larmes.

Critchett a ajouté à ce procédé la résection à l'aide de fins ciseaux courbes de la lèvre postérieure de la gouttière ; ceci la rend plus large, définitive et crée une légère rétraction en dedans.

Enfin on peut réséquer une partie de la muqueuse conjonctivale et suturer la plaie, ou bien passer des fils dans le bord de la paupière, puis dans le cul-de-sac, de façon à faire basculer en arrière la partie déviée.

1° S'il se présente une éversion avec altérations palpébrales graves on agira sur la paupière par des opérations appropriées décrites dans tous vos livres (entropion, ectropion, etc.) la tarsoraphie partielle aura toujours une grande utilité.

B. — *Canalicules.* — Les affections du canalicule reconnaissent comme causes :

1° Soit un catarrhe amené par l'extension d'une conjonctivite.

2° Soit la présence de certaines tumeurs (dacryolithes, par exemple), qui en bouchent la lumière.

Comment reconnaîtra-t-on que le canalicule est en cause? En introduisant le stylet explorateur. Si une injection faite par le point inférieur revient par le point supérieur elle indique une obstruation siégeant à l'orifice interne du canalicule.

Nous avons deux moyens de traitement :

1° Le stylet conique introduit comme nous l'avons indiqué plus haut, jusqu'à ce qu'il rencontre une paroi osseuse;

2° Les injections d'eau faites avec une simple seringue de Pravaz de gros calibre munie d'un embout spécial ; elle me paraît plus avantageuse que celle d'Anel qui est lourde, encombrante, et provoque souvent de la douleur. Celle de Pravaz est plus légère, plus facile à manier :

Pour faire une injection dans les canalicules on introduit le bout de la seringue comme s'il s'agissait du stylet conique, mais moins profondément ; il n'est pas utile que l'extrémité de l'outil vienne au contact de la paroi osseuse ; on doit encore prendre certaines précautions.

Pousser très doucement, afin de ne pas

lancer le liquide dans le tissu cellulaire environnant, ce qui donnerait lieu à un œdème considérable des paupières.

Faire pencher la tête du malade en avant, afin de s'assurer que le liquide passe par le nez.

On combinera avantageusement les deux méthodes en faisant précéder chaque injection d'une dilatation au stylet.

Ces soins seront répétés chaque jour jusqu'à guérison ; ils pourraient être appuyés de 2 à 3 cathétérismes complets destinés à réamorcer les voies conductrices des larmes.

C. — *Sac lacrymal.* — Le sac est exposé à deux affections ;

1° Le catarrhe ou blennorrhée.

2° La dacryocystite

Au point de vue qui nous occupe il est utile d'établir que dans les affections du sac, le rétrécissement est très rarement primordial, et ne vient qu'au bout d'un certain temps.

Rappelons-nous l'urèthre il y a inflammation d'abord et rétrécissement plus tard ;

il en est souvent de même pour la muqueuse du sac.

Remarquons aussi que les affections nasales peuvent l'atteindre par propagation ; il se fait alors une sécrétion muqueuse, c'est une sorte de coryza du sac ; la muqueuse secrète en excès, le sac dilaté se vide mal, d'où poussées sécrétoires et cercle vicieux.

Dans ce cas, il y a plutôt dilatation que rétrécissement :

1° *Catarrhe.* — Il est caractérisé par sa chronicité et son indolence et par la nature muqueuse du liquide contenu dans le sac.

Comme causes nous citerons les conjonctivites, les inflammations de la muqueuse nasale, les lésions syphilitiques et scrofuleuses des os du nez, les vieux chicots (Abadie) les périostites voisines, etc...

Le traitement des causes génératrices s'imposera; on donnera les toniques, les antisyphilitiques s'il y a lieu ; localement on traitera les affections de la conjonctive et du nez.

On explorera toujours ce dernier organe.

S'il est reconnu malade, on fera des injections d'eau salée ; souvent ce moyen sera aussi efficace que le cathétérisme.

Contre l'inflammation de la muqueuse du sac, nous emploierons les modificateurs des muqueuses c'est-à-dire les injections avec le sulfate de zinc, le nitrate d'argent, la teinture d'iode, les liquides antiseptiques, etc.

Pour les faire parvenir dans les voies lacrymales, il faudra pratiquer une opération préparatoire qui a pour but de permettre l'introduction des instruments et la sortie des matières contenues dans le sac, je veux parler de la *stricturotomie*. Elle consiste à fendre largement avec le couteau de Weber le canalicule supérieur moins utile que l'inférieur à l'aspiration des larmes, puis à pratiquer la section du ligament palpébral interne qui bride le sac et empêche le contenu de s'écouler à l'extérieur, enfin à débrider le sac lui-même.

Cette opération sera exécutée de la façon suivante : le canalicule est tendu et sa courbure transformée en une ligne droite par une traction en haut et en dehors que l'on exerce sur la paupière supérieure à l'aide de l'index gauche.

Le bouton du couteau de Weber est introduit perpendiculairement, puis l'instrument dont le tranchant est tourné en bas et aussitôt placé en parallélisme exact avec le bord tendu de la paupière est poussé dans cette direction jusqu'à la paroi osseuse du sac.

Il suffit alors d'abaisser le manche du couteau en même temps que l'on continue à tendre la paupière, en haut pour sectionner le canalicule dans toute son étendue.

Pour couper le ligament palpébral interne, on fait exécuter au couteau autour de sa pointe un mouvement de rotation, de façon à le rendre vertical et on tourne le tranchant en avant; il ne reste plus qu'à le pousser en bas comme si on voulait le conduire tangentiellement à l'aile du nez.

Le couteau est ensuite retiré en exerçant une pression du côté de son tranchant, de façon à sectionner tout obstacle. Enfin au moment du retrait du couteau, on tendra fortement la commissure externe, de façon que le ligament palpébral interne se présente sur le tranchant du couteau et se trouve sectionné (de Wecker).

Cette dernière partie de l'opération (*stricturotomie*) peut être exécutée avec le couteau spécial de Stilling. On peut même après l'avoir fait pénétrer jusqu'au manche le retirer un peu et faire dans deux ou trois directions différentes des incisions, de façon que la lame puisse se mouvoir facilement dans tous les sens. Ce couteau est plus solide que celui de Weber, mais rend l'opération plus longue en nécessitant ainsi deux instruments, l'un pour l'incision des canalicules, l'autre pour la stricturotomie.

Ceci fait on pratiquera des injections avec des liquides antiseptiques (acide phénique 1/100, borique 4/100, ou sublimé 1/2.000), ou astringents (sulfate de zinc 1/100), au moyen d'une sonde creuse n° 3 ou n° 4 munie d'un mandrin que l'on retirera aussitôt qu'elle sera introduite.

A mesure que l'on pousse l'injection il

faut retirer peu à peu la sonde afin que le liquide puisse venir en contact avec toute la muqueuse et ne fasse pas que traverser le conduit métallique sans toucher les parties malades.

Pour introduire une sonde dans le sac par le point supérieur, on se placera derrière le malade pour le côté droit, devant pour le côté gauche, position qui est du reste adoptée pour toutes les variétés du cathétérisme. De la main gauche on relève en ligne droite la partie interne de la paupière supérieure, de façon à supprimer la courbure du canalicule incisé et à pouvoir appliquer l'extrémité inférieure de la sonde contre la paroi osseuse du sac qu'on suivra en poussant directement en bas ; c'est un cathétérisme rectiligne.

En dehors de ces manœuvres, le patient devra vider constamment le sac en le pressant avec le doigt; on peut également comprimer le sac pendant la nuit avec une rondelle de coton et une bande.

Weber conseille d'ectropionner le point

lacrymal afin que les larmes n'y pénètrent point. En un mot il faut éviter à tout prix la stagnation des liquides.

Le cathétérisme est souvent indiqué, moins contre le rétrécissement que pour rétablir la perméabilité des voies lacrymales et les réamorcer. Il préparera avantageusement l'introduction des sondes creuses.

2° *Dacryocystite.* — La dacryocystite est caractérisée par son acuité, sa tendance à devenir phlegmoneuse, et la nature purulente des liquides contenus dans le sac. Dans la dacryocystite aiguë il y a un gonflement considérable du sac, parfois un véritable phlegmon lacrymal.

Les causes de cette affection sont : les catarrhes chroniques, les périostites, les caries des os chez les syphilitiques, les lésions scrofuleuses, les ulcérations du nez, etc..., causes qui nous inspirent les mêmes réflexions que celles attribuées au catarrhe.

Les dacryocystites chroniques seront traitées comme les catarrhes du sac.

Dans toute affection du sac le traitement

ne sera cessé que lorsque la sécrétion aura disparu. Il sera bon de passer des sondes de temps en temps, après la constatation du succès, pour éviter les récidives.

Dans la dacryocystite aiguë phlegmoneuse, la première indication est de livrer passage au pus. Ceci s'obtient par deux procédés :

a. — L'incision directe du sac, qui ne doit se faire que s'il y a impossibilité de trouver les points lacrymaux et que s'il existe des symptômes phlegmoneux très accusés rendant l'ouverture immédiate indispensable.

Pour être sûr de pénétrer dans le sac avec le bistouri, on fait saillir le tendon de l'orbiculaire en exerçant une traction sur la commissure externe et on plonge la pointe du couteau en dessous, en la dirigeant en arrière et en dedans.

b. — L'opération de Stilling, bien plus avantageuse, car elle n'expose pas aux fistules et permet le traitement consécutif qui n'est autre que celui du catarrhe.

On insistera surtout sur les lavages antiseptiques ; on pourra insuffler dans la sonde creuse de l'iodoforme ou de l'acide borique en poudre très fine. La fistule du sac sera traitée comme la dacryocystite.

d. — *Canal nasal.* — Les affections du canal sont justiciables du *cathétérisme* fait par le point lacrymal inférieur.

Pour passer une sonde il faut inciser très légèrement le point en y introduisant seulement une petite portion du couteau de Weber, la partie coupante dirigée en arrière et en bas. On se gardera de fendre le canalicule dans toute son étendue, car moins on produit de déformation plus le fonctionnement futur est assuré.

Il ne s'agit pas comme dans les cas de catarrhe ou de dacryocystite de créer une large voie de sortie aux produits morbides, mais simplement de permettre l'introduction des sondes. Or, en incisant le sphincter seul, elles pénètrent très facilement.

Il est donc non seulement inutile, mais préjudiciable, de pratiquer de larges incisions, qui créent une difformité très apparente, et rendent souvent interminables les larmoiements en détruisant la capillarité des voies lacrymales.

La sonde une fois introduite dans le point, tirée en avant par la main gauche, devra être conduite suivant trois directions principales.

D'abord horizontalement, jusqu'à ce qu'elle rencontre un point osseux, qui doit donner une sensation nette de résistance et indiquera l'entrée du sac; elle sera tenue verticalement à cet instant, puis dès qu'elle aura pénétré dans le sac, dirigée obliquement de haut en bas, de dedans en dehors et d'avant en arrière, c'est-à-dire suivant une ligne partant de l'angle interne de l'œil et allant aboutir à l'aile du nez.

Rappelez-vous que la sonde introduite dans le canalicule ne doit jamais être retournée et poussée dans le sac sans que sa pointe vous ait fourni une sensation très nette de résistance contre un corps dur, celle que vous éprouveriez par exemple en frappant contre votre ongle le bec du cathéter. Le passage doit se faire sans violente pression.

La marche des liquides se fait dans les voies lacrymales par capillarité, il ne faut donc pas introduire de sondes volumineuses. Règle générale, on ne dépassera jamais le n° 4.

La sonde sera laissée en place un quart d'heure ou vingt minutes. Elle sera introduite tous les jours ou tous les deux jours jusqu'à disparition de larmoiement ou des phénomènes gênants. La durée du traitement sera longue ; il est rare qu'on puisse obtenir un résultat favorable en moins de 6 à 8 semaines. Vous aurez toujours intérêt à prévenir les malades de ce fait, à les exhorter à la patience.

Vous remarquerez que, chemin faisant, je me suis borné à donner les indications du cathétérisme des voies lacrymales dans chaque cas particulier, réservant pour la fin de cette conférence, l'étude du procédé opératoire, lorsque peut-être vous vous attendiez à ce que cette description fût placée en tête de notre leçon ; en agissant ainsi j'ai voulu vous prouver que contrairement à l'opinion généralement admise le traitement des affections lacrymales ne consistait pas uniquement dans le passage de la sonde.

Dans la pratique vous trouverez souvent des larmoiements dont il vous sera impossible d'établir nettement l'origine. Vous ne pouvez en découvrir la cause dans une région limitée des conduits lacrymaux. Cette variété d'épiphora dépend d'un agglutinement des voies hyperhémiées, d'un trouble de capillarité, d'une interruption dans la continuité de la couche de liquide intra-canaliculaire. Elle ne peut être efficacement combattue que par le cathétérisme.

Il est bon de savoir que chez certains sujets le passage des sondes exagère momentanément le larmoiement, on ne s'effraiera pas de ce phénomène qui disparaît dès qu'on cesse le cathétérisme. De temps en temps on suspendra les manœuvres pendant quelques jours afin de s'assurer des résultats obtenus et de ne pas prolonger inutilement les ennuis du malade.

Un cathétérisme habilement pratiqué est

généralement bien supporté. Il serait facilité chez un individu pusillanime par l'instillation avec la seringue *ad hoc* de quelques gouttes de cocaïne dans les conduits lacrymaux.

Dans les cas rebelles de larmoiement, de catarrhe, de fistules, etc. deux moyens resteraient à employer :

1° *La destruction du sac* (galvano-cautère, pâte de Canquoin, excision de la muqueuse).

2° *L'ablation de la glande lacrymale* (portion orbitaire, (Abadie), portion palpébrale (de Wecker).

Mais ce sont là des solutions extrêmes que vous éviterez presque toujours si vous vous pénétrez bien des principes que je viens d'exposer.

TABLE DES MATIÈRES

AU LECTEUR 5
PREMIÈRE LEÇON. — *Notions générales.* 7
Traitement local 8
Compresses et lavages 8
Collyres. 12
Pommades. 14
Cautérisations 15
Antisepsie 16
Traitement général 18
Précautions hygiéniques. 19
Boîte d'instruments 20
DEUXIÈME LEÇON. — Le bandeau en ophtalmologie. . 23
TROISIÈME LEÇON. — *Blépharites. Orgelet* 31
Bl. érythémateuse 34
Bl. eczémateuse. 36
Bl. pityriasique 38
Bl. hypertrophique 39
Bl. ulcéreuse 39
Orgelet 42
QUATRIÈME LEÇON. *Conjonctivites.* 49
C. hyperhémique 51
C. phlycténulaire. 54
C. catarrhale 56

CINQUIÈME LEÇON. — *Conjonctivite purulente* . . . 61
Prophylaxie 64
C. purulente sans complications cornéennes. 69
C. purulente avec complications cornéennes. 72

SIXIÈME LEÇON. — *Conjonctivite granuleuse*. . . 77
C. granuleuse sans complications cornéennes. 81
Variétés de la c. granuleuse. 84
C. granuleuse avec complications cornéennes 87
Résumé du traitement 92
Résumé du traitement des conjonctivites. 93

SEPTIÈME LEÇON. — *Kératites*. 95
K. phlycténulaire. 100
K. herpétique. 102
K. superficielle 103
K. ulcéreuse 105
Abcès de la cornée 109
K. interstitielle. 110
Taies de la cornée 112
Résumé des indications thérapeutiques dans les kératites. 113

HUITIÈME LEÇON. — *Iritis*. 115
I. simple. 119
I. séreuse 122
I. parenchymateuse 123
I. suppurative 124
I. chronique 124

NEUVIÈME LEÇON. — *Sclérite. Glaucôme*. 127
Sclérite 127
Glaucôme aigu. 136
Glaucôme chronique. 136

DIXIÈME LEÇON. — *Opportunité de l'opération de la cataracte*. 139

ONZIÈME LEÇON. — *Affections des voies lacrymales.* 151

Affections des points lacrymaux. 156

Aff. des canalicules 160

Aff. du sac lacrymal. 162

Aff. du canal nasal 170

Cathétérisme 170

Mayenne. — Imprimerie de l'Ouest. — A. NÉZAN.

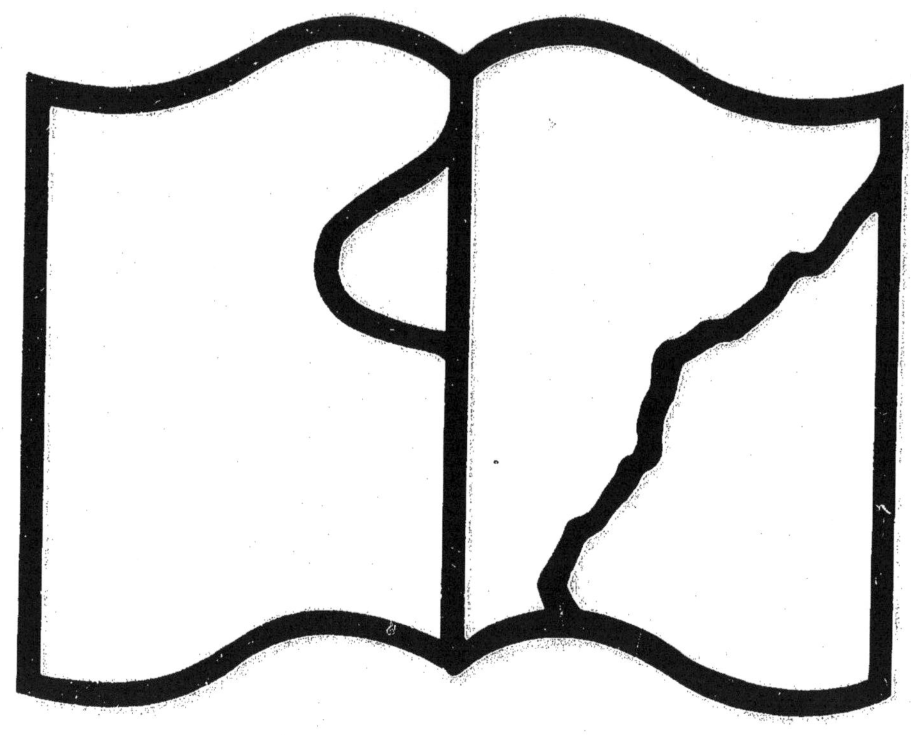

Texte détérioré — reliure défectueuse

NF Z 43-120-11

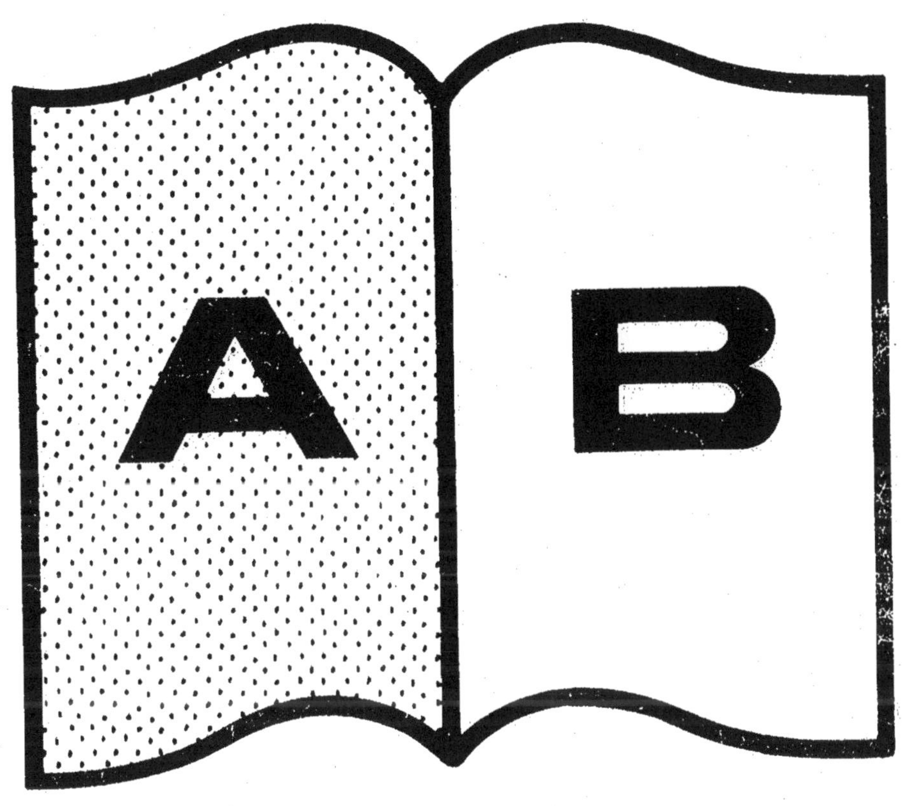

Contraste insuffisant

NF Z 43-120-14

www.ingramcontent.com/pod-product-compliance
Ingram Content Group UK Ltd.
Pitfield, Milton Keynes, MK11 3LW, UK
UKHW021050230726
13926UKWH00004B/1764

9 782016 200926